Las emociones, la salud y la mujer de hoy

Otros Libros de
Ediciones Prevención

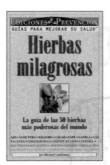
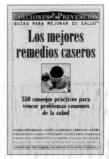
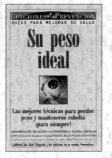
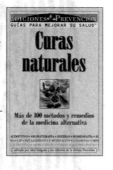
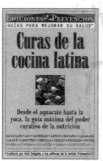
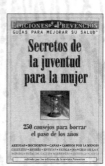

Las emociones, la salud y la mujer de hoy

Expertas comparten 300 consejos para lograr el bienestar emocional

RODALE

editado por las editoras de la revista *Prevention*

© 2000 por Rodale Inc.

Fotografía de la portada © 1999 por PhotoDisc

Editor en jefe de Ediciones Prevención: Abel Delgado
Traducción al español: Angélica Portales
Diseñadora de la tapa e interior: Tanja Lipinski-Cole
Tipografía: Linda J. Smith
Corrección de estilo: Angelika Scherp
Creación del índice de términos: Francine Cronshaw

Library of Congress Cataloging-in-Publication Data

Las emociones, la salud y la mujer de hoy : expertas comparten 300 consejos para lograr el bienestar emocional / editado por las editoras de la revista Prevention.
    p.   cm.
Includes index.
ISBN 1–57954–203–4 paperback
    1. Women—Mental health.   2. Stress management for women.   I. Title:
Expertas comparten 300 consejos para lograr el bienestar emocional.
RC451.4.W6 E46   2000
616.89'0082—dc21   99–052074

Distribuido en las librerías por St. Martin's Press

2   4   6   8   10   9   7   5   3   1   rústica

Los asesores médicos
de Ediciones Prevención

El doctor Héctor Balcázar, Ph.D.
Profesor adjunto de Nutrición Comunitaria y Salud Pública en el
Departamento de Recursos Familiares y Desarrollo Humano así como
catedrático adjunto en el Centro Hispano de Investigación, ambos ubicados
en la Universidad Estatal de Arizona en Tempe, Arizona.

La doctora Hannia Campos, Ph.D.
Profesora auxiliar de Nutrición en la Escuela de Salud Pública de la
Universidad Harvard en Boston, Massachusetts. También es miembro del
comité planificador de la Pirámide Dietética Latinoamericana y profesora
adjunta visitante del Instituto de Investigación de la Salud en la Universidad
de Costa Rica en Costa Rica.

El doctor en medicina Elmer Emilio Huerta
El director del Centro de Evaluación del Riesgo y Detección del Cáncer
(Cancer Risk Assessment and Screening Center) del Instituto de Cáncer de
la ciudad de Washington, D.C. El Dr. Huerta también es el presentador del
programa de radio *Cuidando Su Salud*, el cual se transmite internacionalmente y tiene más de 10 millones de oyentes.

La doctora en medicina Jacqueline Salas
Profesora auxiliar de Medicina en la Facultad de Medicina Albert Einstein
en Nueva York. También es médico adscrito auxiliar de la sección de
diabetes de la División de Endocrinología y Metabolismo del Centro
Médico Mount Sinai en la ciudad de Nueva York.

ÍNDICE

INTRODUCCIÓN

Apoyo incondicional para seguir adelante

No se puede negar que las emociones son un parte integral de la vida de la mujer. Nos enojamos cuando nuestros esposos nos sacan de quicio o cuando sufrimos del síndrome premenstrual. Lloramos lo mismo en una boda que en un funeral. Una cascada de cuentas nos puede llenar de ansiedad o bien deprimirnos. Los papeles que nos toca desempeñar como madre, esposa, cocinera, ama de casa y profesionista nos estresan y pueden resultar en comilonas frecuentes o un estado continuo de tensión nerviosa.

Probablemente usted haya leído todo esto y pensó: "¿Y qué?" No es ninguna revelación que sintamos muchas emociones en la vida. No somos las únicas. Los hombres también las sienten. Pues no es nada fuera de lo común, ¿verdad? Sin lugar a dudas ellos sienten todas las emociones que sentimos nosotras. Pero mientras que nosotras les damos rienda suelta a nuestras emociones, ellos están empeñados en controlarlas. Es cuestión de la forma en que nos educaron. La sociedad ha declarado que los varones tienen que ser fuertes y no llorar. Tampoco pueden admitir que tienen miedo o dudan de sí mismos o que a veces se sienten solos o nerviosos. En contraste, a las niñas se les enseña que expresen sus sentimientos, sea con afecto, lágrimas o gritos. Como resultado, la mayoría de los hombres viven casi toda su vida reprimiendo sus emociones. Si usted ha tratado (sin éxito) de sacarle a su marido cómo se siente con respecto a una situación u otra, sabe que esto es verdad. Por lo tanto, aunque tanto ellos como nosotras sintamos lo mismo, las emociones nos afectan de una manera distinta. Y ya que no las ocultamos en el fondo de nuestro ser, están presentes en nuestra vida, afectando nuestras relaciones, nuestro trabajo, en fin, nuestro mundo. Por lo general las emociones no presentan problema alguno. Sin embargo, hay días en que por culpa de ellas realmente parece que el mundo está al revés.

Es por eso que redactamos este libro. Quisimos darle opciones para manejar los problemas emocionales comunes que surgen en la vida, un apoyo incondicional para esos días en que se sienta sola o triste o con los nervios de punta. Seleccionamos varios temas, abarcando problemas emocionales comunes como la ansiedad y la timidez, más otros problemas que pueden causar tensión emocional en nuestras vidas, como la impuntualidad crónica, el desorden y los antojos por los alimentos. Además, decidimos incluir tanto problemas que son causados por las emociones, como las comilonas, como problemas emocionales que pueden ser provocados por causas físicas, como la depresión y el síndrome premenstrual. Así, junto con consejos para cambiar su forma de pensar o reaccionar, en este libro encontrará recetas herbarias, vitamínicas y alimenticias.

La información que compartimos aquí es un compendio de casi dos años de investigación y entrevistas. Pasamos horas y horas hablando con las expertas (y algunos expertos) para sacarles los consejos más sencillos y prácticos, que cualquiera pueda usar. Tratamos de entrevistar a más mujeres que hombres; esto no quiere decir que los hombres no sean capacitados, sino que quisimos hablar con más profesionales que supieran personalmente lo que es sufrir de síndrome premenstrual o cambios de humor repentinos. Así, nos pudimos asegurar de que los consejos estuvieran hechos a la medida de nuestras necesidades como mujeres.

En este libro trataremos muchos problemas que más bien son problemitas, como la tendencia a dejar las cosas para luego o el aburrimiento. En estos casos probablemente no sea necesario recurrir a un profesional antes de aprovechar los consejos de nuestras expertas. No obstante, ojo con los problemas más serios como la depresión o el enojo. Lea bien los avisos médicos en los capítulos, para que sepa cuándo debe consultar a un (o a una) profesional. Tenga en cuenta que este libro no es una psicóloga de bolsillo. En 162 páginas no podemos sustituir la experiencia y comprensión de una buena psicóloga o terapeuta.

Pero eso tampoco quiere decir que esta sea una fría colección de consejos que le damos por si acaso los quiere usar y sanseacabó. Igual que usted, nosotras las editoras de Ediciones Prevención somos mujeres de carne y hueso. A veces nos aburrimos. A veces el trabajo y los chamacos hacen que se nos pongan los pelos de punta. A veces nos sentimos tristes o deprimidas. A veces nos sentimos irritadas, enojadas, indecisas o con muy poca autoestima. Y también todos los meses, como un reloj, sufrimos del síndrome premenstrual (¡ayayay!). ¿Y sabe qué? Lidiamos con estos problemas y seguimos adelante. Nos apoyamos mutuamente con cariño, comprensión y los consejos que recopilamos al redactar este libro.

Es cierto que no tiene una psicóloga personal en sus manos. Sin embargo, escribimos este libro pensando en usted todo el tiempo. Por lo tanto, cuente con el cariño, la comprensión y los consejos de nuestro equipo de expertas, escritoras y editoras. Sabemos que saldrá y seguirá adelante.

—Las editoras de Ediciones Prevención

Aburrimiento

Directrices para despertarse el interés

El aburrimiento causa arrugas. Parece mentira, pero hay investigaciones preliminares que indican que el aburrimiento contribuye en cierta medida al rompimiento celular que con el tiempo desencadena el proceso de envejecimiento. Además, las personas con aburrimiento crónico pueden envejecer más rápido que las personas que se divierten. (Qué curioso, ¿no? Fíjese, parece que hasta el mismo aburrimiento está un poco interesante).

Los investigadores creen que el aburrimiento también tiene otros efectos en la salud. Para empezar, puede desempeñar un papel importante en el desarrollo de enfermedades, según Agustín de la Pena, Ph.D., un psicólogo de Los Gatos, California. El Dr. de la Pena ha revisado datos de una gran variedad de literatura científica y ha llegado a la conclusión de que un bajo estímulo crónico, o sea, el aburrimiento, puede causar cáncer.

Según el Dr. de la Pena, el aburrimiento crónico también puede tener otras implicaciones en la salud. Una mujer puede terminar comiendo demasiado, fumando o haciendo otra actividad poco saludable. Esto puede ponerla en mayor riesgo de obesidad y otras afecciones.

Muy bien (o muy mal, cuando una se pone a pensar sobre los peligros de este problema), pero ¿qué es el aburrimiento exactamente? "Es su cuerpo y mente diciéndole que no tiene suficiente estímulo en su vida, que necesita más retos y más actividad", dice Susan Heitler, Ph.D., una psicóloga clínica de Denver, Colorado.

El aburrimiento también puede indicar que un área específica de su vida no la satisface como debe. Por ejemplo, explica la Dra. Heitler, "quizás usted tiene una fabulosa relación con su pareja, pero está mortalmente aburrida con su trabajo. O tal vez es que su trabajo le interesa pero en casa prefiere ver telenovelas a conversar con su marido".

El aburrimiento igualmente puede significar que está trabajando demasiado y que no está dedicando suficiente tiempo a recuperarse. En su condición más seria, puede desencadenar la depresión o el retraimiento.

Por fortuna, hay mucho que usted puede hacer para acabar con el aburrimiento. Y no tiene que ser algo completamente radical como tirarse de un avión con paracaídas o escalar el monte Everest. (Ahora bien, si esa idea le resulta atractiva, no dude en hacerlo).

Estrategias que estimulan

Tener tiempo para una vida social no es nada fácil para las mujeres que trabajan y cuidan a sus familias. Sin embargo, una vida social es básica para asegurar que su vida sea completa y estimulante.

Para restablecer el contacto con el mundo que la rodea, considere la clase de personas y actividades que disfruta. Póngase a pensar en qué actividades harían que su vida fuera más divertida y satisfactoria. También considere estos consejos para reactivar su tiempo libre.

A la una, a las dos, a las tres. . . ¡actívese! Piense en tres eventos o actividades comunitarias que hayan despertado su interés y comprométase a tomar parte en ellas. "Las personas que están aburridas se dan a sí mismas montones de razones para no hacer, supongamos, las actividades A, B y C", indica la Dra. Heitler. "Quizás usted tenga que hacer un trato consigo misma para involucrarse, para hacer las actividades A, B y C sin importar nada más". Si no se le ocurre nada, revise el periódico local y busque eventos y oportunidades para voluntarios.

Rompa la rutina. Pruebe alguna actividad que no sea nada típica de usted. Para acabar con el aburrimiento, quizá "sea necesario ir más allá de sus costumbres y hacer algo distinto de lo que tradicionalmente se esperaría de usted", explica la Dra. Heitler. "Si usted se considera a sí misma frágil y no suele participar en actividades físicas, considere probar el patinaje, la bicicleta de montaña o el *kickboxing*".

Agarre la onda artística. Inscríbase a clases que le permitan ejercer su lado creativo. Elija cualquier forma de arte que llame su atención o que piense que disfrutaría, incluso si nunca la ha probado antes. "Usted no tiene que ser una gran bailarina para tomar lecciones de ballet para adultos, ni una gran artista para inscribirse en una clase de cerámica", dice la Dra. Heitler. "El proceso de aprendizaje es en sí mismo estimulante y divertido, independientemente de su nivel de habilidad".

Tips para su trabajo

Si su trabajo la aburre, es posible que necesite descubrir opciones para que le presente más retos, sugiere la Dra. Heitler. Aquí le damos algunas sugerencias para lograrlo.

Fíjese metas profesionales. Hay momentos en que su trabajo puede llevarla en diferentes direcciones, dividiendo su atención y eliminando la sensación de tener un objetivo. La falta de definición puede causar aburrimiento. Los objetivos le darán algo en qué concentrarse. "Una vez que tenga un objetivo claro, podrá sentir que su trabajo tiene mayor coherencia y significado", dice la Dra. Heitler.

"Una de mis clientes estaba en esta situación", añade. "Le pedí que se sentara tranquilamente con los ojos cerrados y que se concentrara en lo que realmente deseaba en el campo profesional. Una imagen le vino a la mente. Se vio a sí misma con un micrófono en la mano, como si fuera la presentadora de un programa de entrevistas. Cuando se dio cuenta que deseaba una carrera en la televisión, comenzó a trabajar con mayor eficiencia en su empleo, para que en las tardes pudiera tomar cursos para prepararse para un empleo en una estación local de televisión".

Aprenda algo nuevo. "El aburrimiento se presenta cuando usted realiza las mismas tareas una y otra vez", dice la Dra. Heitler. "Lo que le parecía estimulante hace tres años probablemente ahora parezca 'lo mismo de siempre'". Ella sugiere asistir a seminarios de capacitación gerencial, tomar cursos avanzados de computación, continuar con sus estudios profesionales o cualquier cosa que sea importante para su campo profesional. Y hay una ventaja: los jefes reconocerán su iniciativa y su deseo de superarse. Eso podría ayudarla a ascender en el trabajo.

Considere cambiarse. "Hable con su supervisor o el coordinador de personal, alguien en quien confíe, sobre redefinir su puesto actual o cambiarse a un puesto nuevo dentro de su compañía", aconseja la Dra. Heitler. "Si no tiene oportunidad de ascender en su trabajo, quizá desee considerar la idea de actualizar su currículum y comenzar a buscar otro empleo".

Pautas para ponerse las pilas en casa

Sus actividades después del trabajo han comenzado a parecer una rutina: preparar la cena, limpiar, mirar televisión, ir a la cama. Su antes dinámica conversación con su pareja se ha reducido a una sesión de preguntas y respuestas ("¿Cómo te fue hoy?" "Bien". "¿Recogiste la ropa de la lavandería?" "Sí".). Hasta el sexo ha perdido su pasión.

Si piensa que su vida hogareña necesita un poco más de sazón, depende de usted y no de su compañero iniciar el cambio. Las siguientes dos tácticas pueden ayudarla.

Invítelo. Sugiérale a su pareja que la acompañe a probar algo nuevo. Déle varias sugerencias atractivas: trabajar en una campaña política, ofrecerse como voluntarios en un comedor de beneficencia, plantar un jardín o simplemente caminar todas las noches después de la cena. "Píntele el cuadro más bonito que pueda de la actividad que escoja para animarlo a participar y asegúrese de decirle que usted preferiría su compañía", dice la Dra. Heitler. "Lo importante es que usted lo proponga".

"Pero no deje que la renuencia de él afecte su entusiasmo", añade. "Si él no está interesado, usted puede seguir adelante y darle un mayor sentido a su vida".

Adopte un pasatiempo casero. Por ejemplo, puede probar la costura, el tejido, el ganchillo o el acolchado, entre otros. Muchas mujeres encuentran estos pasatiempos relajantes, reconfortantes y satisfactorios, dice la Dra. Heitler. "Y además le dan algo valioso que hacer si no puede arrancar a su amado esposo de su querido sillón", concluye.

ANSIEDAD

Ayuda para aliviarla

Nosotras tenemos mucho por qué preocuparnos. Nuestros hijos, el trabajo, nuestros padres y parientes. O quizás el dinero cuando nos cae una cascada de cuentas. Todas estas preocupaciones son normales. Pero cuando la preocupación se intensifica entramos en el mundo desconcertante de la ansiedad. La ansiedad es una respuesta que no se puede controlar, una respuesta física al peligro. Cuando usted se siente particularmente ansiosa, su cuerpo libera sustancias químicas llamadas catecolaminas que estimulan el sistema nervioso central. Como resultado, su sistema nervioso simpático, diseñado para ayudarla a hacerle frente a un ataque, entra en acción: su estado de alerta se incrementa, su ritmo cardíaco aumenta y sus músculos se tensan.

Sedantes de la naturaleza

Hay que enfrentar la realidad: el mundo en que vivimos no es como el de nuestros padres. Todo anda mucho más rápido hoy en día, desde los coches y los aviones hasta las comunicaciones y, desgraciadamente, el paso de nuestra vida. Según explica la Dra. Hyla Cass, profesora de Psiquiatría en la Universidad de California en Los Ángeles, nuestro sistema nervioso simpático puede quedarse trabado permanentemente en modo "activo", haciendo que la ansiedad sea una compañera que nos sigue por dondequiera. Cuando el sistema nervioso simpático se echa a andar, usted se siente cansada pero no puede dormir, todo su cuerpo está tenso y usted vive en un perpetuo estado de inquietud.

Afortunadamente, hay varios truquitos de los expertos para alejar la ansiedad. A continuación se los presentamos.

Quítese la cafeína de encima. La cafeína es una causa importante de ansiedad y tensión nerviosa, afirma la Dra. Cass. "A cualquiera que tenga problemas de ansiedad, le recomiendo que se aleje de las bebidas que contienen cafeína".

Acompléjese con la B. Es un hecho médico que el complejo de vitaminas B es esencial para un sistema nervioso saludable. Por ejemplo, una deficiencia de niacina puede causar nerviosismo, irritabilidad, aprehensión e incluso paranoia. Una cantidad escasa de riboflavina hará que usted esté en riesgo de presentar cambios de humor, desde depresión hasta histeria y letargo. Además, la vitamina B_{12} es un catalizador que permite que todo el sistema nervioso funcione a eficiencia máxima.

"La mayoría de los adultos en nuestra cultura probablemente tienen cierta deficiencia de vitaminas B, así que generalmente aconsejo a la gente que tome una vitamina de complejo B al día, siempre con los alimentos, para que las vitaminas se absorban correctamente", dice David Hoffman, un herbolario de Santa Rosa, California.

Deténgase a pensarlo. Los terapeutas cognitivos como Judith S. Beck, Ph.D., directora del Instituto Beck para Terapia Cognitiva en Filadelfia, Pensilvania, enseñan a sus pacientes a identificar pensamientos problemáticos y evaluarlos. Uno de los conceptos fundamentales de la terapia cognitiva es que las creencias erróneas contribuyen a causar problemas emocionales y un comportamiento contraproducente. Usted puede probar algunas técnicas básicas cognitivas por su propia cuenta, dice la Dra. Beck.

Por ejemplo, la próxima vez que se sienta ansiosa, hágase esta pregunta: "¿Qué es lo que acabo de pensar?" Quizá pensó: "La presentación que estoy preparando me va a quedar malísima, ¡por tanto me van a botar!" Luego pregúntese lo siguiente: "¿Cuántas probabilidades hay de que eso ocurra?" Si ha estado trabajando con diligencia en la presentación, lo más probable es que saldrá muy bien. Y si su jefe ha estado contento con su trabajo hasta la fecha, es poco probable que la bote, aun si la presentación no marcha a la perfección. El pensar las cosas de esta forma puede ayudarla a aliviar la ansiedad y otros problemas emocionales, dice la Dra. Beck.

Vea y venza. Hablando de su conquista de Galia, el general romano Julio César dijo: "Veni, vidi, vici", que significa "Vine, vi y vencí". Si usted se imagina saliendo bien de una situación difícil, esto puede ayudarla a disminuir su ansiedad, afirma Annabelle Nelson, Ph.D., una psicóloga de Prescott, Arizona. "La imaginación le 'habla' a una parte de su cerebro que se llama el sistema límbico, el cual es el umbral entre su mente y cuerpo", explica. "Las imágenes relajantes afectan al sistema límbico de tal forma que su ritmo cardíaco se reduce y su presión arterial baja".

¿Aún está preocupada por la presentación? Cierre los ojos e imagínese a usted misma relajada y llena de confianza mientras da una presentación interesante, bien organizada y completa. Hágalo vívidamente.

Visualice las caras sonrientes de los gerentes, sienta la alfombra de la sala de conferencias bajo sus pies, hasta aspire el aroma del café en la cafetera en medio de la mesa.

Quizá usted esté diciendo: "Muy bien, pero yo no estoy ansiosa por dar una presentación. Mis problemas son completamente distintos". No importa. Según las expertas, visualizar mentalmente un resultado positivo puede ayudarla a reducir la ansiedad sobre otras situaciones de mucha presión.

Cómo neutralizarla a lo natural

La naturaleza también nos ofrece varias opciones para vencer la ansiedad. Hay una clase de hierbas llamadas nervinas, que incluyen la *kava kava* (*Piper methysticum*), la amapola de California (*Eschscholzia californica*) y la manzanilla (*Matricaria recutita*), que algunos herbolarios creen calma la ansiedad al hacer que el sistema nervioso parasimpático entre suavemente en acción. El parasimpático es la parte de nuestro sistema nervioso que nos relaja y nos ayuda a tranquilizarnos, dice la Dra. Cass.

Tan sólo tomar una taza de té de manzanilla al final del día puede ayudar, afirma, ya que una de sus acciones es la de una nervina. Los sedantes herbarios son más seguros que los sedantes de prescripción como el alprazolam (*Xanax*) y el diazepam (*Valium*), que la hacen sentir somnolienta y pueden crear hábito, dice la Dra. Cass.

Los herbolarios recomiendan lo siguiente para la ansiedad.

Haga como su abuelita. La manzanilla es una hierba que tradicionalmente se ha usado en muchos países latinoamericanos para la tensión, así como para el estómago descompuesto. Hoy en día los herbolarios profesionales también la recomiendan. "Me han consultado ejecutivos dinámicos que dicen, 'Mi doctor quiere que tome *Xanax*'", dice Patricia Howell, una herbolaria de Atlanta, Georgia. "En lugar de ello, les digo que tomen té de manzanilla y me han dicho que sienten que recobran el control de su vida nuevamente".

Pero el té de manzanilla que recomienda Howell es mucho más fuerte que la preparación típica. Para hacer esta infusión de manzanilla, ponga entre 2 y 3 onzas (entre 57 y 85 g) de flores de manzanilla secas en un recipiente y cúbralas con agua hirviendo. Déjelas en infusión toda la noche. Después cuele la hierba y beba aproximadamente ¼ de taza de esta fuerte infusión según lo necesite para la ansiedad. "Es una preparación muy fuerte y puede tomarse con la frecuencia que lo necesite", afirma. "Puede diluirse con agua caliente para hacer un té menos fuerte".

Conquístela con *kava*. "La *kava kava* es una hierba fantástica contra la ansiedad", dice Howell. "Siendo una hierba nervina, relaja el cuerpo mientras la mente permanece alerta".

Para usar la *kava kava*, comience con ½ cucharadita de tintura de *kava* (también conocida como extracto) si su peso está entre 130 y 175 libras (entre 59 y 79 kg), aconseja Howell. Use un poco más o menos si está fuera de este rango. Ponga la tintura en ¼ a ½ taza de agua y beba. "Si le gusta cómo se siente con la *kava kava*, puede tomar otra dosis tan pronto como sienta que la ansiedad le vuelva", dice Howell.

(*Nota*: una tintura o *tincture* es un líquido concentrado elaborado al mezclar una hierba con un líquido como alcohol o glicerina, el cual extrae las propiedades medicinales de la hierba. Las tinturas se consiguen en las tiendas de productos naturales en botellitas de 1 onza/30 ml.

Si desea, usted puede preparar sus propias tinturas en casa. Para hacer esto, en un frasco oscuro ponga hojas secas de cualquier hierba que quiera usar para preparar la tintura y viérteles el líquido. La medida general que muchos herbolarios recomiendan es de 2 onzas/56 g de hojas secas por cada pinta/473 mililitros de líquido. Esto debe rendir más o menos 1 onza de tintura, lo que es la cantidad usual. No obstante, usted puede usar más o menos según sus necesidades. Por ejemplo, puede usar 1 onza de hierbas con media pinta de líquido; lo importante es que se base en la medida recomendada. Si desea usar alcohol, la bebida alcohólica que se usa más comúnmente para preparar tinturas es el vodka. Póngale una etiqueta al frasquito con el nombre de la hierba y la fecha para acordarse de qué es y cuándo lo preparó. Guarde el frasquito por seis semanas en un lugar seco y oscuro donde los niños no lo puedan alcanzar. Revise la mezcla cada cuantos días y agítela. No se preocupe si ha cambiado de color, eso es normal. Si nota que el nivel del alcohol está muy bajo, échele suficiente como para cubrir las hojas. Después de las seis semanas, cuele el material herbario y guarde la tintura en una botellita oscura. Para administrar la dosis, use un gotero. Puede conseguir botellitas oscuras para guardar tinturas con tapas de goteros en las tiendas de productos naturales).

Elimínela con escutolaria. "Yo uso la escutolaria (*Scutellaria laterifolia*), otra hierba nervina, para la sensación de 'león enjaulado' que tenemos cuando nuestra mente comienza a dar vueltas sin control por la

RECETA RELAJANTE

Si experimenta una ansiedad ocasional pero incómoda debido a una situación particularmente estresante, este tónico de hierbas secas la ayudará a tranquilizarse, dice Candis Cantin-Packard, una herbolaria de Placerville, California. He aquí la receta:

1	onza (28 g) de *ginseng* siberiano (*Eleutherococcus senticosus*)
1	onza de raíz de regaliz (orozuz, *Glycyrrhiza glabra*)
1	onza de escutolaria (*Scutellaria laterifolia*)
½	onza (14 g) de malvavisco (*Althaea officinalis*)
½	onza (14 g) de valeriana (*Valeriana officinalis*)

Si no consigue las hierbas ya picadas, compre las hojas o raíces secas y píquelas. Póngalas en un recipiente de boca ancha y mezcle bien con una cuchara. Ponga una cucharada de mezcla herbaria en una taza y échele agua hirviendo. Deje en infusión durante diez minutos y cuele la hierba; luego, tómese el té.

Según Cantin-Packard, esta combinación "puede ser útil para fortalecer las glándulas suprarrenales, además de tranquilizar y fortalecer los nervios". Ella recomienda beber entre una y tres tazas al día, según lo necesite. Evite la valeriana si está tomando otros medicamentos para mejorar el sueño o para regular sus cambios de humor, como el *Valium* o la amitriptilina (*Elavil*).

Si usted prefiere las tinturas a base de hierbas, Cantin-Packard sugiere comprar una onza (30 ml) de tintura de cada una de estas hierbas. Agregue entre cinco y diez gotas de cada tintura a un poco de agua y tómela de una a tres veces al día, recomienda.

(*Nota:* una tintura es un líquido concentrado hecho de una hierba y un líquido. Para más información, vea la página 8).

Para obtener más información sobre cómo conseguir hierbas y otros productos naturales, vea el glosario en la página 163 y la lista de tiendas en la página 167.

preocupación, como un león enjaulado", dice Howell. "La considero como la mano fresca de una madre en la frente y la llamo la hierba 'consoladora'. Utilice las mismas recomendaciones de dosis que para la tintura de *kava kava*: ½ cucharadita si pesa entre 130 y 175 libras. Tómela tres o cuatro veces al día", sugiere Howell.

Apasiónese de noche. "Algunas personas se ven acosadas por ataques de ansiedad que se presentan durante la noche", dice Ellen Hopman, una herbolaria de Amherst, Massachusetts. "Son los terrores nocturnos que literalmente hacen que nuestro corazón palpite. Usted puede despertarse de un mal sueño sintiéndose perseguida. Los chinos llaman a esta sensación 'los tres fuegos en el hogar': en su sueño, usted ha estado huyendo, peleando o ha sido casi consumida por el fuego. Para los chinos, los sueños de este tipo pueden ser síntomas de una presión sanguínea elevada, una alergia o un cansancio nervioso".

¿El mejor remedio? La pasionaria (pasiflora, hierba de la parchita, *Passiflora incarnata*), que es otra hierba nervina. Según Hopman, usted puede preparar la pasionaria como un té. En una taza de agua hirviendo, haga una infusión con dos cucharaditas de hierba seca durante 30 minutos. Cuele el té antes de beberlo. Puede preparar una cantidad mayor y almacenarla en el refrigerador en una jarra bien cerrada hasta por una semana, añade Hopman. Beba ¼ de taza tres veces al día entre comidas para absorberlo más directamente.

También puede tomar la tintura de pasionaria: 20 gotas en agua cuatro veces al día entre comidas. Continúe tomando la pasionaria hasta que calme su ansiedad, y después tómela durante uno o dos días más. Sin embargo, la pasionaria no debe tomarse durante más de dos semanas seguidas, aconseja Hopman.

Pruebe este dúo dinámico. "Calmar la ansiedad requiere algo más que un remedio rápido", dice Kathleen Gould, una herbolaria de Indialantic, Florida. Por lo tanto, ella con frecuencia ofrece dos fórmulas herbarias para la ansiedad, una que funciona rápidamente para ayudarla a relajarse y otra que con el tiempo fortalece el sistema suprarrenal para facilitar el manejo de la ansiedad.

Para calmar la ansiedad a corto plazo, Gould recomienda una mezcla de tinturas o hierbas secas que consta de partes iguales de pasionaria, esculatoria, toronjil (melisa, *Melissa officinalis*) y avena sativa (*oatstraw*), todas las cuales son nervinas. Para la claridad mental, ella sugiere añadir una parte igual de *gotu kola* (*Centella asiatica*) o de *gingko* (biznaga) a la mezcla a fin de promover el flujo de sangre al cerebro.

Nota: en esta receta, puede usar media taza de hojas secas de cada hierba para representar una parte. Si decide combinar tinturas de estas hierbas en vez de utilizarlas secas, puede usar ½ onza/15 mililitros para representar una parte. Si usa tinturas, después de que las combine, ponga una cucharadita de la fórmula resultante en un poco de agua y tómela entre dos y cuatro veces al día, aconseja Gould. Si usa hierbas secas, llene cápsulas de gelatina tipo 00 con la mezcla y tome dos cápsulas tres o cuatro veces al día. Las cápsulas de gelatina (*gelatin capsules*) se consiguen en las tiendas de productos naturales. "00" es una medida estándar de estas cápsulas.

La segunda fórmula que recomienda Gould incluye hierbas adaptogénicas (que son para uso prolongado) combinadas con hierbas nervinas (que son para uso por períodos breves). Por ejemplo, dice que se puede mezclar las adaptogénicas *ginseng* siberiano (*Eleutherococcus senticosus*) y astrágalo (*Astragalus membranaceous*) con las nervinas damiana (*Turnera diffusa*) y *gotu kola*. Según la herbolaria, "algunas mujeres toman una fórmula como ésta tres o cuatro veces al día durante algunos meses para equilibrar el sistema nervioso". Gould equilibra la mezcla individualmente, dependiendo de las necesidades específicas de cada mujer. Por ejemplo, Gould combinaría partes iguales de *ginseng* siberiano, escutolaria, pasionaria, toronjil (melisa) y *gotu kola* para calmar la ansiedad.

Puede usar tanto hierbas secas como tinturas herbarias para preparar la segunda fórmula. Siga las mismas medidas recomendadas en la primera fórmula en cuanto a las partes. Ya que el *ginseng* se vende en forma de una raíz seca y no hojas, use el polvo de la hierba.

Aspire para abolir la ansiedad. Según Jane Buckle, R.N., una aromaterapeuta de Hunter, Nueva York, las investigaciones indican que el costoso aceite esencial de *neroli*, que se hace de las flores del naranjo de fruto agridulce, es muy útil para la ansiedad. También resulta efectivo y menos costoso el aceite esencial de *petitgrain*, el cual se hace de las hojas del mismo árbol. "Además", dice Buckle, "yo encuentro muy relajante el *ylang-ylang*. Siempre que viajo lo llevo conmigo y pongo una mezcla de *ylang-ylang* y lavanda (espliego, alhucema, *Lavandula officinalis*) en un pañuelo dentro de mi almohada para que me ayude a dormir cuando estoy en un huso horario diferente. Usted puede utilizar el pañuelo de la misma forma para la ansiedad; simplemente inhálelo cuando se sienta tensa".

Para obtener más información sobre cómo conseguir hierbas y otros productos naturales, vea el glosario en la página 163 y la lista de tiendas en la página 167.

Ansiedad con respecto a las computadoras

No hay que temerle a la tecnología

Las caricaturas (muñequitos) no hicieron mucho para ayudarnos a tener más confianza en la tecnología. Tomemos como ejemplo al Coyote. Con el fin de atrapar al Correcaminos, él diseñaba artefactos brillantemente elaborados uno tras del otro. Pero inevitablemente el invento le fallaba y él terminaba estrellado, aplastado o estallado en mil pedazos por todo el desierto. Y en muchos casos se destruía con tan sólo apretar un botón.

Pensándolo bien, quizás sea por eso que muchas de nosotras les tememos a las computadoras. Estamos absolutamente convencidas de que en alguna parte del teclado hay un botón de "destrucción" que, al oprimirlo, podría hacernos saltar en pedacitos.

De hecho, el temor a destruir una computadora o su contenido es la razón principal por la que muchas mujeres sufren ansiedad con respecto a las computadoras, según Elliot Masie, el presidente del Centro Masie, una compañía de capacitación en Saratoga Springs, Nueva York. "Cuando estoy enseñando a una nueva usuaria de computadoras, lo primero que le digo es que no hay nada que ella pueda hacer que dañe la computadora o su contenido", afirma. Muchas personas también se preocupan de tener que aprender una jerga incomprensible o dominar habilidades de programación altamente técnicas para poder realizar las tareas básicas de computación. "Pero piense en su videocasetera (*VCR* por sus siglas en inglés)", dice Masie. "A lo mejor usted tiene problemas al programarla para grabar cuatro programas diferentes en las próximas tres semanas, pero ciertamente puede meter la cinta de video y verla. El mismo principio aplica para las computadoras; no tiene que ser una experta para usarla".

Esto no quiere decir que las mujeres se sientan más intimidadas por las computadoras que los hombres. Aunque a los hombres se les percibe como con mayor inclinación mecánica, en realidad ambos sexos experimentan la misma ansiedad con respecto a las computadoras, dice Herbert A. Simon, Ph.D., profesor de Informática y Psicología en la Universidad Carnegie Mellon en Pittsburgh.

Además, cuando examinamos la industria de las computadoras, podemos notar que muchas compañías tienen ejecutivas en puestos de la alta gerencia. ¿Qué significa esto para usted? Tal vez significa una oportunidad profesional nueva o, al menos, saber que ser mujer no tiene nada que ver con la capacidad de usar una computadora. Es más, Masie hasta predice que en la medida en que las mujeres asuman más posiciones de liderazgo en la industria, los productos serán diseñados en función de sus necesidades específicas.

Indicaciones para iniciarse

La forma más segura para que cualquier persona disipe su ansiedad con respecto a las computadoras es entrar en acción y experimentar, dice el Dr. Simon. Cuánto tiempo tarde en sentirse a gusto con la máquina depende realmente de su propio estilo de aprendizaje. Use las siguientes estrategias para sumergirse con confianza en las aguas de la alta tecnología.

Empiece con los fundamentos. Busque a alguien que le enseñe los fundamentos de cómo manejar una computadora, luego explórela por su cuenta. "Los miembros de su familia y amigos bien intencionados pueden destruir su experiencia de vinculación con la computadora", dice Masie. "Aprender a usar una computadora es como aprender a manejar un automóvil de transmisión manual. Al principio, usted necesitará que alguien le muestre cómo hacer los cambios, pero después usted necesitará conducir sola por un tiempo para superar el temor a descomponer la marcha".

Cuente con un chamaco. Es mejor pedir a un niño que la ayude a empezar. Según el Dr. Simon, "los niños no tienen miedo de las computadoras. "Pueden mostrarle fácilmente cómo arreglárselas con la computadora. Además, su desenvoltura y disposición para experimentar son contagiosas. Un niño que sabe de computadoras la hará sentirse cómoda con las computadoras en lo que canta un gallo".

Busque lo básico. Lea las instrucciones más básicas y sencillas que pueda encontrar. "En ocasiones el manual que se incluye con la computadora es demasiado complejo y abrumador para los principiantes", observa Masie. Por lo tanto, quizás le convenga leer uno de los libros de computadoras para principiantes. Últimamente se han traducido al español varios libros de este tipo. Puede pedirlos en su librería local. Según Masie, la mayoría de estos libros "son informativos, fáciles de usar y muy fáciles de seguir, incluso para la usuaria de computadoras más inexperta".

Sea solitaria. Juegue la versión computarizada de solitario. "Con un juego familiar como el solitario, usted se olvidará de su angustia con respecto a la computadora y se relajará", dice Rebecca Pratt, una experta en computación que trabaja para la revista *Newsweek* en la ciudad de Nueva York. "Es una gran experiencia de normalización, especialmente si a usted la aterra la idea de descomponer la computadora al oprimir el botón equivocado".

Jugar al solitario también ayuda a los operadores principiantes a sentirse más a gusto con el ratón de la computadora (el dispositivo para señalar y hacer clic que da acceso a la información), dice Pratt, quien ha capacitado a cientos de miembros del personal de *Newsweek* en las complejidades del sistema de computación de la revista.

Dése tiempo. Dése cinco horas para dominar la primera tarea. "Concéntrese en aprender un programa básico", sugiere Masie. "Una vez que sienta que domina ese programa, se le facilitará mucho más avanzar con tareas más desafiantes".

Más allá de lo básico

Supongamos que usted ya domine algunas tareas básicas y se sienta bien navegando con el teclado. Estas sugerencias de los profesionales pueden asegurar que su experiencia con las computadoras siga siendo positiva.

Seleccione bien su *software*. Compre *software* específicamente diseñado para el uso en el hogar. Algunas opciones incluyen grupos de *software* como *Claris Works* y *Microsoft Works*. Estos productos contienen los programas básicos que usted necesitará en el hogar, incluyendo capacidades de procesamiento de palabras, bases de datos y hojas de cálculo. Son buenas opciones debido a que cada programa dentro del grupo opera en forma similar; según Masie, si usted aprende a usar uno, probablemente aprenderá a manejar los demás.

Entre en línea. Inscríbase a un servicio en línea para usos múltiples, como *America Online* o *Compuserve*. Estos servicios tienen varias ventajas: son más fáciles de usar que la Internet, ofrecen información práctica (como recetas de cocina y cotizaciones del mercado de valores) y también programas para el entretenimiento. Además, proporcionan un servicio sencillo de correo electrónico (correo e o *e-mail*) a cualquier persona en cualquier parte del mundo. Por supuesto, también proporcionan acceso a la Internet, que usted querrá dominar a la larga, dice Masie.

Explore el mundo de la Internet. "Si las computadoras son algo nuevo para usted, explorar la Internet es una forma fantástica de probar su sistema", dice Masie. "Pídale a alguien que le muestre cómo usar la función de búsqueda y empiece a partir de ahí. Si se topa con un problema, probablemente encontrará la solución usted misma en unos minutos". Si quiere, puede visitarnos en www.rodaleremedies.com.

Guárdelo bien. Guarde frecuentemente cualquier documento que tenga abierto y haga una copia de respaldo de todos los archivos. Estas estrategias protegerán su trabajo en caso de que su sistema "se caiga", provocando la pérdida de información.

Consulte a los que saben. En caso de algún problema, encuentre a alguien que esté familiarizado con las computadoras o llame al departamento de servicio al cliente del lugar donde adquirió la computadora. Estas personas pueden explicarle lo que sucedió y qué necesita hacer, usando un lenguaje que usted pueda entender. "Si llama al módulo de ayuda (*help desk*), que es algo parecido a un departamento de servicio al cliente de alta tecnología, probablemente termine hablando con alguien que vive inmerso en el lenguaje de las computadoras", dice Masie. "Eso puede hacerla sentir incompetente e inadecuada".

Antojos de alimentos

Consejitos clave para controlarse

Por más que tratamos de comer bien, muchas veces se nos hace casi imposible resistir las tentaciones. Y lo lindo del caso es que nunca nos tientan los alimentos saludables. En cambio, siempre andamos locas por algo que nos engordará increíblemente. Un rico y cremoso helado, una hamburguesa de doble queso con tocino y papitas fritas a la francesa, chicharrón, gorditas, pizza, queso fundido, pollo frito, tres leches, un pastel (bizcocho, torta, *cake*) de chocolate. . . no sabemos de usted, pero ¡nosotras ya tenemos hambre! Disculpe la tortura, no es que queramos tentarla por gusto ni hacerla comer algo que la haga subir de peso. Sólo queremos enfatizar el poder casi irresistible de los antojos. Y si acaso unos antojos le están entrando por la mención de esos deleites, le pedimos que sea fuerte por un momento y que siga leyendo, porque nuestras expertas tienen muchas ideas para ayudarla.

Los antojos nos afectan a todas, y tienen sus causas. A veces se presentan cuando nuestro cuerpo carece de nutrientes —entre ellas vitaminas y minerales— durante el embarazo, dice la Dra. Helene Leonetti, una obstetra y ginecóloga que tiene su consulta privada en las afueras de Filadelfia, Pensilvania. En otros casos, según Dori Winchell, Ph.D., una psicóloga que tiene su consulta privada en Encinitas, California, "los antojos de alimentos son un desbarajuste de los antojos naturales del cuerpo".

"Eso sucede debido a que las mujeres frecuentemente no comen los alimentos que necesitan. En lugar de ello se saltan el desayuno, comen una pequeña ensalada en el almuerzo y después se van a su casa donde se atiborran de comida chatarra como papitas fritas a la francesa o chocolate", explica la Dra. Jan McBarron, una especialista en el control del peso en Columbus, Georgia.

Si usted está bien de salud y satisfecha con su peso, puede que los antojos sean inofensivos. Pero si sospecha que el ceder a su antojo de alimentos altos en grasa, azúcar o calorías pueda ser la causa de que usted haya subido de peso recientemente o de que hayan aumentado sus niveles de colesterol, o que esos antojos estén poniendo en peligro otros aspectos de su salud, los expertos sugieren lo siguiente para detenerlos.

UN ANTOJITO QUE AYUDÓ

Pocas de las mujeres embarazadas que asesora la Dra. Helene Leonetti, una obstetra y ginecóloga que tiene su consulta privada en las afueras de Filadelfia, experimentan la clase de antojos que con frecuencia están asociados con el embarazo. Ella afirma que cuando los antojos sí atacan probablemente se deban a una necesidad fisiológica o, con menos frecuencia, simplemente son provocados por la sugestión.

"Si escuchamos que a las mujeres se les antojan los pepinillos durante el embarazo, entonces a nosotras se nos antojarán los pepinillos", dice la Dra. Leonetti.

A ella se le antojaron cuando estuvo embarazada.

"Cuando estaba embarazada, sentía náuseas y el sabor agrio de los pepinillos me hacía sentir mejor", recuerda. Cuando las náuseas desaparecieron, lo mismo sucedió con su antojo de pepinillos. Junto con su antojo de pepinillos, la Dra. Leonetti desarrolló una aversión al café. "Durante mi embarazo, ni siquiera podía estar en el mismo cuarto con alguien que estuviera tomando café", afirma.

Acuda a este alimento agrio. "Si está a punto de darse un atracón, chupe un pepinillo agrio para eliminar su antojo de dulces", dice Maria Simonson, Sc.D., Ph.D., una experta en pérdida de peso del Instituto Médico Johns Hopkins en Baltimore, Maryland.

"Enjúguese." Con frecuencia, usted podrá contener un antojo verdaderamente fuerte de dulce al comerse una pastillita de menta acompañada de un poco de jugo de fruta o probaditas de fruta, como una manzana o una pera, dice la Dra. Simonson.

Engáñese con especias. Al comerse unas especias dulces, usted puede "engañar" a su cuerpo y aplacar a los antojos. "La canela, la vainilla y la nuez moscada pueden satisfacer el antojo de dulces, ya que estas especias añaden un sabor dulce sin las calorías", dice Elizabeth Somer, R.D., una dietista y autora sobre la nutrición. Por lo tanto, Somer recomienda agregar canela, vainilla o nuez moscada al yogur o la leche tibia.

Distráigase. En vez de estirar el brazo para explorar la bolsa de charritos, nachos o chicharrones, explore la sección de editoriales de su periódico local o cualquier cosa que encuentre divertida. "Una vez que esté absorta en alguna actividad interesante o divertida, su antojo probablemente desaparecerá", dice Susan Olson, Ph.D., una psicóloga clínica de Seattle, Washington.

Consuma cromo. Los antojos con frecuencia son causados por falta de cromo (*chromium*) complicada por malos hábitos alimenticios, como por ejemplo matarse de hambre durante el día y comer en exceso por la noche. Una forma de rápidamente equilibrar de nuevo su consumo de nutrientes y enviar los antojos al diablo, dice la Dra. McBarron, es ir a una tienda de productos naturales, pedir un suplemento multivitamínico y de minerales completo que incluya cromo y tomar uno al día.

Consiéntase. . . ¡pero sólo de vez en cuando! "Si usted definitivamente necesita comer hojuelas de papa o algún otro alimento que la haga sentir culpable, intégrelo a su alimentación en forma deliberada para reducir la ansiedad", dice la Dra. Olson. Si siente necesidad de comer helado, planéelo con anticipación. Simplemente decida en qué cantidad lo comerá y con qué frecuencia. Después, cuando esté lista para satisfacer su anhelo, vaya y compre sólo lo que desea. No se prepare para antojos futuros teniendo ½ galón (2 l) de helado listo y a la mano en su refrigerador.

ATAQUES DE PÁNICO

Técnicas tranquilizantes

El corazón desbocado, las manos temblorosas, el sudor corriendo por su rostro, Alicia tuvo su primer ataque de pánico cuando apenas pasaba de los 30 años de edad. Nunca supo por qué. Una ola de ansiedad intensa y aterradora se abalanzó sobre ella y se disipó en una hora.

Varios años más tarde, el pánico regresó: primero un ataque, después otro, al punto de que Alicia temía ir a trabajar. Como ejecutiva de alto nivel en una importante compañía multinacional, Alicia (no es su nombre real) temía tener un ataque enfrente de su personal.

"Alicia se reportaba enferma con tanta frecuencia que perdió su trabajo", dice Irene S. Vogel, Ph.D., una psicóloga del área metropolitana de Washington, D.C., que más tarde trató en forma exitosa el pánico de Alicia.

Tan debilitantes como impredecibles, los ataques de pánico son relativamente comunes. Les suceden a personas perfectamente razonables, como usted.

AVISO MÉDICO

Si usted piensa que está sufriendo ataques de pánico pero no está segura, consulte a su médico. Ciertas afecciones médicas o medicamentos pueden causar síntomas similares.

Si el pánico es verdaderamente el problema, los expertos recomiendan que reciba ayuda profesional de inmediato, ya que el tratamiento se hace más difícil mientras más se arraigue el problema. Los ataques de pánico recurrentes pueden causar agorafobia, caracterizada por temores irracionales y la obsesión de evitar los lugares y situaciones en los que se presenta el pánico.

Además de las técnicas de autoayuda, el tratamiento profesional puede implicar diversos enfoques, desde la terapia de conducta hasta medicamentos (por lo menos temporalmente).

"Una gran cantidad de adultos han sufrido ataques de pánico en algún momento de su vida", dice la Dra. Vogel. "Algunas personas nunca tienen más de uno o dos y ni siquiera saben que han sufrido uno". Por ejemplo, hay personas que sufren los síntomas típicos de un ataque de pánico pero culpan al café que han tomado, cuando en realidad el café no ha tenido nada que ver.

Todas tenemos una mayor probabilidad de sufrir ataques de pánico durante los períodos de estrés. Pero según los investigadores, aparentemente algunas de nosotras heredamos cierta vulnerabilidad a los ataques, ya que éstos parecen presentarse por familias. Por razones que los científicos no entienden totalmente, los ataques de pánico son más comunes en las mujeres que en los hombres.

Síntomas más soluciones

Los síntomas de un ataque de pánico varían de persona a persona, pero generalmente incluyen una combinación de los siguientes: respiración dificultosa, sudoración, dolor de pecho o incomodidad, pérdida del equilibrio, sentimientos de irrealidad, temblores, hormigueo o sensación de adormecimiento en las extremidades, náuseas, palpitaciones, sensaciones de asfixia y sofocos (bochornos, calentones) o escalofríos. Siempre hay una ansiedad abrumadora. La mayoría de los ataques duran sólo unos minutos, pero algunos sobrepasan una hora.

Las personas que experimentan pánico se preocupan de que quizás estén sufriendo un ataque cardíaco, muriéndose o volviéndose locas, explica la Dra. Heitler. Esta explicación agrava la ansiedad y prolonga los síntomas —el corazón palpitante, la sudoración, la respiración superficial—, convenciendo todavía más a las personas de que realmente están sufriendo un ataque cardíaco, muriéndose o volviéndose locas.

Además, preocuparse de que vaya a tener un ataque de pánico incrementa las probabilidades de que esto efectivamente ocurra. Los ataques de pánico pueden tratarse con terapia intensiva (a veces con medicamentos) bajo la supervisión de un médico.

Si usted sufre ataques de pánico y su doctor le ha dicho que no tiene ningún otro problema médico, recuérdese a sí misma que estos ataques no son señales de advertencia de una catástrofe, dice Judith S. Beck, Ph.D., directora del Instituto Beck para Terapia Cognitiva en

Filadelfia, Pensilvania. Los síntomas desaparecerán solos, generalmente en menos de 20 minutos. Usted no tiene que dejar de hacer lo que esté haciendo en ese momento ni dejar las cosas que necesita hacer y que le gusta hacer, afirma la Dra. Beck.

"Si usted sufre ataques de pánico, es necesario que deje de tratar de controlar los síntomas y se pruebe a usted misma que sin importar cuán graves sean los síntomas, la catástrofe no sucederá", indica. Aquí le presentamos algunas sugerencias de los expertos.

Hable sola. La terapia cognitiva puede ayudarla a revisar el pensamiento erróneo que contribuye a los ataques de pánico, dice la Dra. Beck. Estando tranquila, hágase esta pregunta: "¿Qué catástrofe es la que temo? ¿Por qué nunca ha sucedido nada?" Después pregúntese: "¿Qué debo hacer para probarme a mí misma que la catástrofe no sucederá?"

Supongamos que sus ataques de pánico desencadenan el temor de que esté sufriendo un ataque cardíaco en el centro comercial. Lo más probable es que usted ni haya sufrido un ataque cardíaco en el centro comercial ni lo llegue a sufrir nunca. En cambio, lo que sí ha sufrido en el centro comercial son los ataques de pánico. Puede probarse a sí misma que no le pasará nada al ir al centro comercial, experimentar los síntomas y salir de la experiencia perfectamente bien.

Agarre un poco de angélica. Para los ataques de pánico, Jane Buckle, R.N., una aromaterapeuta certificada de Inglaterra, con frecuencia recomienda el aceite esencial extraído de la hierba *Angelica archangelica*, disponible en las tiendas de productos naturales. Tenga a la mano una botella pequeña, agregue una gota a un pañuelo y aspire el aroma siempre que sienta que le va a dar un ataque de pánico.

Relájese músculo por músculo. Al mismo tiempo que se recuerda a usted misma que va a estar bien, trate de respirar profundamente o pruebe alguna otra técnica de relajación, como la relajación progresiva, dice la Dra. Vogel. La relajación ayuda a reducir los síntomas, terminar los ataques y disminuir las probabilidades de futuros ataques.

Para probar la relajación progresiva, siéntese en una silla cómoda, cierre los ojos y siga estas instrucciones de Martha Davis, Ph.D., una psicóloga de Santa Clara, California.

Para empezar, cierre su puño derecho. Manténgalo apretado durante aproximadamente 10 segundos y después aflójelo y deje que se relaje. Repita el ejercicio con la mano izquierda y después con ambas manos simultáneamente. Luego, flexione ambos codos y tense los brazos. Después relájelos y déjelos colgar a cada lado. Para continuar, tense y luego relaje los hombros y el cuello; arrugue y después relaje la frente y las cejas; apriete los ojos y la mandíbula y después relájelos. Siga adelante, tensando y relajando su estómago, la parte inferior de la espalda, ambos muslos, las caderas, ambas pantorrillas y los pies. El proceso completo le llevará aproximadamente diez minutos. Haga la prueba con estos ejercicios alrededor de dos veces al día.

Para obtener más información sobre cómo conseguir hierbas y otros productos naturales, vea el glosario en la página 163 y la lista de tiendas en la página 167.

BLOQUEOS MENTALES

Estrategias para evitar
estos estancamientos

Mañana usted tiene que entregar el artículo. Sin embargo, la pantalla de su computadora está en blanco. Por más que trata, no puede ni escribir un renglón. Exprime su cerebro en busca de alguna idea, algo interesante. . . y nadita.

Aquí en *Prevention*, este problemita surge de vez en cuando. Es parte de nuestra profesión. Pero no se crea que somos las únicas mujeres que se estancan mentalmente. Casi todas hemos sufrido de un bloqueo mental en algún momento de nuestras vidas, tanto amas de casa como ejecutivas de empresas multimillonarias. Pero antes de entrar en soluciones, hay que definir bien el problema. En lo fundamental, según explica Carol Goldberg, Ph.D., una psicóloga clínica de la ciudad de Nueva York, usted tiene un bloqueo mental cuando no puede tomar decisiones sobre una tarea o problema en particular. Otras circunstancias que indican que tiene un bloqueo mental son cuando usted trata de evitar tomar una decisión importante en su vida, iniciar un proyecto nuevo en el trabajo o incluso completar una tarea que ni es importante.

Normalmente estos "embotellamientos" cerebrales se presentan cuando usted se enfrenta a una tarea desagradable o difícil, o con demasiadas tareas a la vez. "Cuando se trata de una tarea difícil de empezar, como

AVISO MÉDICO

Si usted se siente totalmente estancada en algún aspecto de su vida, busque asesoría profesional. "Parte de la experiencia de estar estancada es la sensación de que incluso discutir el problema con alguien la atrapará en una decisión que no está lista para tomar", explica Judith S. Beck, Ph.D., directora del Instituto Beck para Terapia Cognitiva en Filadelfia, Pensilvania. "Un buen terapeuta puede ayudarla a resolver todos los aspectos del problema y abordarlo en forma constructiva".

archivar todos los memoranda de un mes, los hombres tradicionalmente piden a su esposa o una secretaria que se haga cargo de ello", indica la Dra. Goldberg. "Pero si usted es la esposa o la secretaria a la que siempre le echan la bolita, puede llegar a un punto en el que sienta que se le está tratando con injusticia. Estas tareas, sumadas a sus propias responsabilidades, pueden hacerla sentirse tan abrumada que usted se estanque mentalmente".

Pautas para no pasar trabajo en el trabajo

El lugar de trabajo está plagado de bloqueos mentales potenciales. Cuando usted ya está hasta aquí de trabajo, el tener una tarea más puede parecer especialmente desalentador. Use estas estrategias para tener éxito.

Cree un horario para completar una tarea específica. Suponga que tenga que limpiar la oficina. Aparte 20 minutos diariamente durante una semana y use ese tiempo para organizar, guardar y tirar cosas, sugiere la Dra. Goldberg.

Descomponga. Divida un proyecto grande en tareas más pequeñas. Si usted trata de atacar el proyecto completo de una vez, rápidamente se sentirá abrumada y frustrada, dice Judith S. Beck, Ph.D., directora del Instituto Beck para Terapia Cognitiva en Filadelfia, Pensilvania. Eso sólo la tentará a dejarlo para luego y quizás nunca terminarlo. En lugar de hacer eso, planee el proyecto por partes factibles. Dése a usted misma una cantidad de tiempo razonable para completar cada parte.

Piénselo dos veces. Evalúe lo que un proyecto implica y elimine cualquier tarea innecesaria. Si usted es perfeccionista, es posible que incluya en un proyecto más de lo que realmente necesita, observa la Dra. Beck. Por ejemplo, si su jefe le pide que le informe sobre la cuenta Pérez, usted no tiene forzosamente que ir a la reunión (junta) armada de proyectos, gráficas y diagramas. Algunas notas de referencia propia serán suficientes.

A propósito, las mismas reglas se aplican para al hogar. Si usted piensa que su cocina es un desorden, puede organizarla fregando los platos (trastes) y barriendo el suelo. Sin embargo, reorganizar los armarios va más allá de su deber.

¿Qué hacer con los quehaceres caseros?

En estos días, la mayoría de las mujeres tenemos dos ocupaciones de tiempo completo: aquella por la que nos pagan y la que hacemos gratis, también conocida como trabajo doméstico. Cuando usted ha dedicado un día completo a su trabajo "real", probablemente no tenga ganas de pasar la tarde empuñando la aspiradora o una plancha. Las siguientes tácticas pueden ayudarla a vencer el obstáculo de la limpieza de la casa.

Tírelo todo en tres. Los expertos en organización recomiendan el "sistema de las tres canastas" como un medio para simplificar la limpieza de la casa, dice la Dra. Beck. Sólo necesita recorrer su casa con tres canastas. En una canasta, ponga la basura, las revistas y los periódicos viejos, la propaganda y cualquier cosa que haya dejado de ser útil. En otra canasta, ponga las cosas que están fuera de su lugar y que deben estar en otro sitio. La tercera canasta es para las cosas con las que no está segura qué hacer. "Puede guardarlo todo en el momento y hacerse cargo de ello más tarde", observa.

Busque ayuda. "No tiene nada de malo contratar a alguien más para limpiar la casa o lavar las ventanas o cortar el césped (pasto)", dice la Dra. Beck. "¿Dónde está escrito que las tareas domésticas quedan mejor únicamente cuando las hace usted?"

Directrices para decidirse

Usted está pensando en regresar a la escuela o comprar una casa o romper una relación, pero simplemente no puede decidirse sobre qué hacer. De hecho, usted pasa más tiempo pensando en razones para no decidirse que considerando la tarea que tiene enfrente. Para superar este bloqueo mental para tomar decisiones, la Dra. Beck recomienda la siguiente estrategia.

Pregúntese a sí misma qué sucederá si no hace nada. "En ocasiones, a las mujeres les cuesta trabajo tomar decisiones porque creen que quedarán atrapadas para siempre en lo que decidan", explica la Dra. Beck. "Pero el hacer algo, aun si resulta ser la decisión incorrecta, es mejor que no hacer nada. Cuando usted no hace nada, nada cambia".

Por ejemplo, supongamos que usted haya recibido una oferta de trabajo. Usted podría aceptar el puesto y terminar odiándolo. En el peor de los casos, esto significará que tendría que hacer otro cambio en el camino. Pero hay las mismas probabilidades de que el trabajo le encante. El hecho es que si usted no está contenta en donde está ahora, probablemente estará mejor probando algo nuevo que quedándose.

CELOS

Aproveche su resentimiento

Una noche, su marido llega de trabajar tarde a casa y le informa que tiene una ayudante nueva, una exreina de belleza de 23 años de edad. Como si eso fuera poco, también le cuenta que hoy almorzaron juntos y él descubrió que ella comparte su gusto por las películas de acción y el fútbol; además, ella piensa —igual que él— que los Tres Chiflados fueron unos genios de la comicidad.

Acéptelo: esto la ha puesto celosa, atrapada por esa terrible mezcla de resentimiento e impotencia que le sube a una por el cuello cuando teme perder algo valioso a manos de un tercero.

Los celos están muy relacionados con la envidia, una sensación de enojo y codicia que la atormenta cuando desea poseer algo que es propiedad de otra persona, manifiesta Shirley Glass, Ph.D., una psicóloga de Baltimore, Maryland.

AVISO MÉDICO

Los celos y la envidia que a veces son tan intensos o persistentes en usted necesitan tratarse para controlarlos, explica Leah J. Dickstein, profesora de Psiquiatría en la Universidad de Louisville en Kentucky. Llame a una clínica de salud mental, al servicio de asesoría para empleados o al terapeuta de su localidad si:

- Los celos y la envidia están afectando relaciones importantes en su vida.
- Estos sentimientos la distraen tanto que no se concentra en las metas que quiere lograr.
- Los celos y la envidia la han carcomido la mayor parte de su existencia.
- Empieza a culpar y amenazar a las personas que despiertan su envidia o sus celos.
- Evita salir porque teme encontrar situaciones y personas que despierten su envidia o sus celos.

Es más probable que sienta envidia y celos (y de manera intensa) si usted tiene una autoestima baja, explica June Price Tangney, Ph.D., una psicóloga de la Universidad de George Mason en Fairfax, Virginia. Sin embargo, ante eso nadie es inmune.

"Los celos son un sentimiento normal, al igual que la ira y el aburrimiento", aduce Harriet Lerner, Ph.D., una psicóloga de la Clínica Menninger en Topeka, Kansas.

El lado femenino de los celos

¿Qué provoca los celos? Por regla general, las mujeres tienden a sentirse celosas o envidiosas en lo referente a las relaciones interpersonales más que los hombres, los cuales tienden a atormentarse más por las diferencias en la posición social, los ingresos y el poder. Una consecuencia de los celos y la envidia es que distraen su atención de un aspecto de suma importancia: su propia vida. Al preocuparse por las posibles intenciones de otra persona, no presta la atención necesaria para mejorar sus propias circunstancias, explica la Dra. Glass.

Por otro lado, los celos y la envidia llegan a ser benéficos si motivan un cambio, como impulsarla a mejorar su aspecto físico, a aprender actividades nuevas o a trabajar en su amor propio, asegura la Dra. JoAnn Magdoff, una psicoterapeuta con consulta privada en la ciudad de Nueva York.

Para poder controlar los celos, las expertas recomiendan lo siguiente.

Reconozca sus sentimientos. Negar sus sentimientos produce gran tensión, afirma Leah J. Dickstein, Ph.D., profesora de Psiquiatría en la Universidad de Louisville en Kentucky. Reconozca que tiene celos y aprenda de esta situación. (Es interesante señalar que, según un estudio realizado en Australia, las mujeres aparentemente tienen menos dificultad para reconocer sus celos que los hombres).

Pregúntese por qué está celosa. Por ejemplo, si su marido parece estar coqueteando con una compañera de trabajo, señala la Dra. Magdoff, quizá sienta celos de esa relación, especialmente si nota que le da más satisfacción que la que tiene con usted.

Evidentemente también se puede dar el caso de que coquetee con alguna mujer en una fiesta, expone la Dra. Glass. Si así lo cree, dígale lo que siente, pero sin lanzar acusaciones.

Cuestione sus suposiciones. Cuando su amiga reciba un aumento de sueldo, no se comporte como si ello le impidiera también obtener uno.

"Con frecuencia, cuando otra persona recibe un aumento actuamos como si existiera menos posibilidad de lograr uno nosotras", explica la Dra. Tangney. "Mas es una suposición falsa. De hecho, son muy pocas las situaciones en las que sería cierto".

Convierta la envidia en admiración. "Si envidia a alguien porque tiene una cualidad, rasgo o habilidad de la que usted carece, tómela como guía", expresa la Dra. Glass. Tenga la disposición para cultivar la cualidad que admira. Si le gustaría poder recitar poesía, inscríbase en un curso de poesía. Si quiere estar más delgada, cómprese una bicicleta fija. Si le interesa saber más de negocios, tome un curso de contabilidad.

"Aprenda de la persona que tiene lo que usted quiere", señala la Dra. Dickstein. "Podría preguntarle: '¿Qué dijiste en la entrevista para este empleo? ¿Cómo aprendiste a hacer esto?' Solicite sus consejos. Logre que la persona que es objeto de su envidia se convierta en su guía".

COMILONAS

Cómo controlarse con la comida

Es un círculo vicioso. Primero, una necesidad irresistible la lleva a comer grandes cantidades de comida de una sentada. Días después lo repite, devorando bolsas enteras de hojuelas, galletas o cualquier cosa que caiga en sus manos. Después de cada episodio, tiene sentimientos extremos de culpa y aflicción, pero ni siquiera eso la detiene de repetir este incontrolable patrón de alimentación una y otra vez. Abrumada por la culpabilidad, usted les oculta a todos su comportamiento, decidiendo sufrir en silencio.

Si este patrón le suena familiar, usted podría ser una de las millones de mujeres que padecen de este trastorno alimenticio, y lo primero que debe hacer es consultar a su médico. Es necesario que le hagan un diagnóstico y debe averiguar sus opciones de tratamiento. El alimentarse en comilonas, igual que otros trastornos alimenticios, con frecuencia se trata con asesoría psicológica y medicamentos para lograr un bienestar total. La mayoría de las mujeres que sufren trastornos alimenticios con comilonas son obesas, y este problema es un poco más común en las mujeres, afectando a tres mujeres por cada dos hombres.

AVISO MÉDICO

Si usted siente que es una de esas personas que tienen comilonas y que no pueden detenerse, vaya con un doctor o asesor especializado en trastornos alimenticios. Para encontrar ayuda de expertos calificados en su zona, póngase en contacto con la American Society of Bariatric Physicians (Sociedad Estadounidense de Médicos Bariátricos), 5600 South Quebec Street, Suite 109A, Englewood, CO 80111; la National Association of Anorexia Nervosa and Associated Disorders (Asociación Nacional de Anorexia Nerviosa y Trastornos Asociados), Box 7, Highland Park, IL 60035, o el Center for the Study of Anorexia and Bulimia (Centro para el Estudio de Anorexia y Bulimia), 1 West 91st Street, New York, NY 10024.

Las investigaciones muestran que la depresión de ligera a moderada es la causa más común de las comilonas, afirma Nancy Dunne Boggs, N.D., una naturópata de Missoula, Montana. Por lo tanto, es importante tratar la depresión con medicamentos y asesoría. Por otra parte, los profesionales de medicina natural dicen que una de las mejores formas de tratar la depresión asociada con las comilonas es tomar varios suplementos alimenticios. Algunas vitaminas, minerales, hierbas y otros compuestos naturales pueden incrementar los niveles de ciertas sustancias químicas cerebrales, o neurotransmisores, que le levantan el ánimo, suprimen el apetito y eliminan los antojos. Usted puede llevar este libro consigo cuando consulte al médico para obtener su aprobación antes de probar estas sugerencias, que son una combinación de estrategias psicológicas y sugerencias alimenticias.

Deténgase. Usted no pudo evitarlo. Se detuvo en el centro comercial y compró una caja de chocolates. Ahora usted y los chocolates están solos en casa.

"Tírelos", recomienda Elizabeth Somer, R.D., una dietista y autora sobre la nutrición. Y mientras lo hace, salga a dar una caminata o llame a una amiga para que pueda pensar en otra cosa.

¿Y si ya se comió la mitad de la caja? "Tire el resto", dice Somer.

Anote sus fracasos. Aun si usted se acaba de comer la caja entera de dulces, no es muy tarde para hacer algo con respecto a la comilona, dice Somer. Anote lo que la causó, de manera que pueda averiguar qué hacer de forma diferente la próxima vez.

Sáciese con un suplemento. Las personas que tienen comilonas comúnmente producen niveles bajos de serotonina, el mensajero químico que desempeña un papel importante en la depresión. Como resultado, su apetito se vuelve voraz. Estas personas tienden a sentir antojos de carbohidratos altos en grasas y su probabilidad de recibir una señal que les indique que han comido lo suficiente es menor.

Es por eso que el 5-hidroxitriptofano (*5-hydroxytryptophan* o *5-HTP*) quizás la ayude con este problema. Es un compuesto natural producido por el cuerpo y un precursor inmediato de la serotonina. Por lo tanto, para tener una cantidad suficiente de serotonina en su cuerpo, es esencial tener también una cantidad suficiente de 5-HTP.

Poco después de tomar 5-HTP en forma de suplemento, el compuesto viaja al cerebro, donde se convierte en serotonina. El incremento en la serotonina suprimirá su apetito y activará la señal cerebral que le indica que ya está satisfecha. Si este proceso funciona como debe, usted se sentirá animada, su ansiedad de una comilona estará bajo control y con el tiempo perderá peso, dice la Dra. Boggs.

Como punto de partida, ella sugiere tomar 50 miligramos de 5-HTP tres veces al día. Si al cabo de seis semanas usted no nota ninguna disminución en la frecuencia de sus antojos y episodios de comilonas, aumente la dosis a 100 miligramos tres veces al día. Si todavía no hay mejoramiento al cabo de seis semanas aumente la dosis a 200 miligramos tres veces al día, pero no consuma más que 900 miligramos al día. Puede encontrar este suplemento en las tiendas de productos naturales.

Detenga la depre para contener las comilonas. Según la doctora Boggs, el corazoncillo (hipérico, *Hypericum perforatum*) es la hierba favorita de los herbolarios para tratar las comilonas causadas por una depresión entre ligera a moderada. Igual que el 5-HTP, esta hierba aumenta los niveles de serotonina en el cerebro, pero su acción es diferente.

Los investigadores especulan que el corazoncillo podría inhibir la enzima llamada oxidasa de monoamina que desintegra las moléculas de serotonina y otras sustancias químicas cerebrales. O quizá bloquee la serotonina contra las neuronas que normalmente se ligarían a ella. Esto nos conviene, porque si las neuronas traen menos serotonina al cerebro habrá más de esta sustancia circulando por su sistema. (Varios antidepresivos farmacéuticos también funcionan de esta forma). Y si hay más serotonina en circulación, su cerebro puede utilizarla en forma más eficiente para mejorar su humor, estabilizar su apetito, alertarla cuando esté satisfecha y evitar los episodios de comilonas.

Para beneficiarse del corazoncillo, la Dra. Boggs sugiere tomar 300 miligramos dos o tres veces al día con los alimentos. Busque el extracto estandarizado que contiene hipericina (*hypericin*) —el componente activo de la planta— en una concentración de un 0.3 por ciento.

Antes de tomar el corazoncillo es recomendable que hable con su doctor sobre posibles interacciones con medicinas farmacéuticas, especialmente antidepresivos y ciertos alimentos.

Anule las comilonas nocturnas. En algunos casos, las comilonas nocturnas son el resultado de haberse matado de hambre todo el día. "Coma un desayuno y un almuerzo razonables y será menos probable que ataque su refrigerador en la noche", recomienda la Dra. Susan Zelitch Yanovski, directora del Programa de Trastornos Alimenticios del Instituto Nacional de Diabetes en Bethesda, Maryland.

Emplee especias. "Por más que trate, simplemente no podrá tener una comilona de chiles (ajíes o pimientos picantes) y salsa Tabasco", explica Maria Simonson, Sc.D., Ph.D., directora de la Clínica de Salud, Peso y Estrés en las Instituciones Médicas Johns Hopkins en Baltimore, Maryland. De hecho, los alimentos picantes la llenan más rápidamente que los alimentos insípidos o dulces, y pueden incluso ayudar a quemar las calorías más rápidamente.

Benefíciese con las B. Debido a que las personas que tienen comilonas tienden a consumir cantidades mayores de alimentos altos en grasa que tienen poco o ningún valor alimenticio, muchas presentan una deficiencia de importantes vitaminas del complejo B y de minerales como cromo, magnesio y cinc, dice Susan Kowalsky, N.D., una naturópata en Norwich, Vermont.

Las vitaminas B son necesarias para producir importantes sustancias químicas del cerebro, como la serotonina, que son responsables de regular su humor, emociones, patrones de sueño y apetito. En particular, la vitamina B_6 ayuda a convertir el triptofano (un aminoácido que se encuentra en muchos alimentos) a serotonina en el cerebro, dice la Dra. Kowalsky. La serotonina es uno de los mensajeros químicos más estrechamente asociados a muchos estados emocionales, incluyendo la depresión.

La vitamina B_{12} también facilita la comunicación de las neuronas, de manera que otros neurotransmisores puedan trabajar en conjunto para ayudar a aliviar la depresión. Esta vitamina también ayuda a su cuerpo a usar otras sustancias químicas del cerebro que levantan el ánimo, como la dopamina y la norepinefrina. La Dra. Kowalsky sugiere tomar diariamente una multivitamina de alta calidad con complejo B. Puede estar etiquetada como multivitaminas del complejo B-50 o B-100, dependiendo de si contiene 50 ó 100 miligramos de las vitaminas B que se indican en la etiqueta.

Mine unos minerales. Los minerales cromo y magnesio pueden ayudar a eliminar los antojos y estabilizar los niveles de azúcar en la sangre (glucosa), que fluctúan increíblemente cuando una persona hace una comilona de grandes cantidades de comida, dice la Dra. Kowalsky. "Después de que usted coma, su nivel de azúcar en la sangre aumenta. Entonces su páncreas secreta la hormona insulina, que lleva la glucosa de los alimentos a las células", dice. "Pero cuando usted sobrecarga y acentúa este delicado proceso, corre el riesgo de sufrir más adelante infecciones, fatiga, una enfermedad cardiovascular y diabetes".

Tome diariamente 200 microgramos de cromo y entre 500 y 700 miligramos de magnesio, recomienda la Dra. Kowalsky, pero si padece problemas del corazón o de los riñones, consulte a su médico antes de tomar estos suplementos.

Otro mineral, el cinc, también desempeña un papel importante. Un suplemento de cinc puede ayudar a descarrilar su apetito al activar una señal cerebral que le indica cuándo tiene hambre y cuándo está satisfecha. La Dra. Kowalsky recomienda tomar 15 miligramos de cinc diariamente. Si usted toma una multivitamina, probablemente obtenga todo el cinc que necesita, ya que esa es la cantidad que se encuentra en la mayoría de las multivitaminas.

Complíquese la vida. "Aleje su pensamiento de los alimentos prohibidos enfocándose en algo que requiera de toda su concentración, como el crucigrama del periódico dominical", sugiere Dori Winchell, Ph.D., una psicóloga que tiene su consulta privada en Encinitas, California. "Una vez que su mente esté entregada a otra tarea de que usted disfrute y en la que deba poner atención, habrá menos probabilidades de que usted se fije en la comida".

Aguante un momentito, por favor. Si usted siente la necesidad de hacer una comilona, ponga el cronómetro de la cocina en 15 minutos y trate de averiguar qué está sucediendo, dice Mary Froning, Psy.D., una psicóloga clínica que tiene su consulta privada en Washington, D.C. "¿Es el enojo, la depresión o la ansiedad lo que la hace desear atracarse de barras de confitura? En caso de que así sea, trate de averiguar por qué se siente tan molesta".

Pida ayuda. Las mujeres casi siempre hacen las comilonas solas. Si estuviera con amigas, usted podría hablar de sus sentimientos en lugar de tratar de hacerlos desaparecer comiendo.

"Así que si se siente deprimida y ya está para atacar el refrigerador, llame primero a una amiga", dice la Dra. Froning.

Perdónese. Usted no empezó a tener comilonas de un día para otro y tampoco podrá detenerlas así de rápido, dice la Dra. Froning. Cada pequeño paso que dé para alejarse de las comilonas la ayudará a sentirse mejor con respecto a usted misma, pero puede que sean necesarios algunos años para cambiar su comportamiento por completo.

"Perdónese a usted misma por adelantado por cualquier resbalón. Y recuerde que para tener éxito, el truco está en tratar una y otra vez", dice la Dra. Froning.

Para obtener más información sobre cómo conseguir hierbas y otros productos naturales, vea el glosario en la página 163 y la lista de tiendas en la página 167.

CULPA

Pruebas para poder declararse inocente

¿Por qué se sienten culpables las mujeres? Aparentemente por cualquier cosa.

"La culpa es una emoción omnipresente para las mujeres. Prácticamente todas nosotras la experimentamos periódicamente", dice June Price Tangney, Ph.D., una psicóloga clínica en Burke, Virginia.

De hecho, la culpa puede ser una compañera casi constante para algunas mujeres debido a que se sienten obligadas a cumplir con tantas expectativas, añade Carole A. Rayburn, Ph.D., una psicóloga clínica que tiene su consulta privada en Silver Spring, Maryland.

¿Qué es exactamente la culpa? Generalmente es la sensación perturbadora de que usted es responsable de que algo haya salido mal o de que no haya podido cumplir con sus propias expectativas o las de otras personas. En ocasiones es una percepción falsa, ya sea que la ofensa que usted percibe es imaginaria o la causa es mucho más profunda y amplia de lo que usted admite. La mayoría de las situaciones o decisiones estresantes pueden desencadenar una reacción de culpa, merecida o no: discutir con su cónyuge ("No fui justa con él"); cancelar un almuerzo con una amiga ("Ella necesitaba hablar y yo no estuve ahí para apoyarla"); decirle a su jefe que no puede aceptar otro proyecto ya que tiene demasiadas cosas que hacer ("Le fallé a la compañía").

AVISO MÉDICO

Si usted está experimentando una culpa prolongada o intensa, quizá sea mejor manejarla mediante terapia profesional. Incluso en aquellos casos en los que esto no provoca una depresión seria, la culpa intensa no es saludable ni productiva y evita que una persona siga adelante con su vida.

Las nuevas mamás son especialmente vulnerables a la culpa, según la Dra. Rayburn. "Las mujeres que trabajan fuera de su hogar con frecuencia se sienten culpables de no pasar suficiente tiempo con su nuevo bebé", señala. "Las mujeres que deciden permanecer en su hogar en lugar de regresar al trabajo con frecuencia también se sienten culpables, debido a que están privando a su familia de un segundo sueldo porque no están dedicándose actualmente a su carrera". Y la decisión de llevar al niño a una guardería infantil es en sí un campo minado de duda que produce culpa.

Ahora bien, antes de explorar sus opciones para lidiar con la culpa, los psicólogos dicen que es importante distinguir entre la culpa y la vergüenza. La vergüenza puede ser aún más dañina que la culpa. Hay varias diferencias entre las dos emociones. Primero que nada nos hacen sentir de maneras distintas. "Con la culpa, usted se dice a sí misma: 'Me siento mal por haber hecho aquello'", explica la Dra. Tangney. "Pero la vergüenza la hace decir: 'No valgo nada'".

Otra diferencia está en los efectos que producen. "La culpa la motiva a reparar el daño", agrega Richard Kolotkin, Ph.D., profesor de Psicología en la Universidad Estatal de Moorhead. "Es una emoción constructiva que la impulsa a hacer cambios en algo que ha hecho o que piensa hacer. Por otro lado, la vergüenza es devastadora y destructiva porque motiva un deseo de mantenerse escondida. La vergüenza implica una sensación fundamental de ser deficiente, de manera que usted se ve a sí misma como un fracaso miserable cuando tan sólo ha cometido un error".

La vergüenza puede estar tan profundamente arraigada que puede dar por resultado problemas en las relaciones y de salud, dice el Dr. Kolotkin. "Algunas mujeres que tienen sentimientos de vergüenza en realidad se consideran a sí mismas como completamente deficientes e indeseables", explica. "Encuentran formas de concentrarse en estos 'defectos' para evitar enfrentarse a una sensación mucho más fundamental de tener imperfecciones y ser inaceptable. Esta percepción inhibe su deseo de intimidad, ya que ellas no creen que alguien pueda estar interesado en ellas y encuentran razones para respaldar esta idea. Y sabemos que la gente que no tiene relaciones estrechas y de apoyo con otros tiende a ser menos saludable que quienes sí las tienen".

Cómo quitarse la culpa

Mientras que conquistar la vergüenza puede requerir de ayuda profesional, superar la culpa es algo que tal vez usted pueda hacer por su cuenta. Para empezar, estas sugerencias podrían ayudarla.

Olvídese de ser la Supermujer. Descarte la idea de que usted puede ser todo para todos. Aunque es noble aspirar a lograr esto, la verdad es que esta aspiración es poco realista. Ejerce una gran presión en usted y la deja con una carga opresiva de culpa cuando no puede conseguirlo, dice la Dra. Rayburn.

Sea como es, no como otros quieren que sea. "Esta es una distinción importante, ya que cambia su sentido de dónde encontrar

CÓMO COMBATIR "LA CULPA DE LA GUARDERÍA INFANTIL"

Las cuestiones que rodean el asunto de las guarderías infantiles generan una enorme cantidad de culpa en muchas mamás que trabajan. Si usted está preocupada de que una guardería infantil pueda afectar en forma negativa su relación con su hijo, hay un importante estudio que podrá ayudarla a sentirse tranquila.

En este estudio, un esfuerzo multimillonario financiado por el Instituto Nacional de Desarrollo Humano y Salud Infantil, los investigadores evaluaron a 1,300 familias y sus hijos. Los investigadores llegaron a la conclusión de que mientras una madre tenga una relación cariñosa con su hijo, el vínculo entre ellos no se verá afectado cuando el niño entre a una guardería infantil. Únicamente si el niño tiene una relación insegura con un padre o madre atribulada, la guardería infantil creará una tensión adicional.

Estos descubrimientos son consistentes con dos décadas de investigación en desarrollo infantil. Respaldan la suposición de que los niños que tienen relaciones seguras con su madre muestran más madurez emocional y se llevan mejor con sus compañeros y maestros que los niños que no tienen tales relaciones.

"La cantidad de tiempo que su hijo pasa en la guardería infantil o con una niñera en ninguna forma disminuye su vínculo con usted", dice Carole A. Rayburn, Ph.D., una psicóloga clínica que tiene su consulta privada en Silver Spring, Maryland. "Simplemente recuerde que no es posible que en la vida de su hijo haya demasiadas personas que lo quieran, y esto incluye a las niñeras, a los maestros y a otras personas que lo cuidan".

aceptación", explica el Dr. Kolotkin. "El lugar más aceptable para encontrar aceptación es dentro de usted misma".

Póngase límites. "Tome conciencia de lo que usted puede y no puede lograr en un día", aconseja la Dra. Rayburn. "No deje que las expectativas de otros la lleven a intentar hacer más de lo que puede lograr".

Solicite ayuda a los miembros de su familia y amigos. Si ellos se muestran reacios, recuérdeles que si usted continúa haciendo más de lo que puede, va a quedar "quemada" y acabada. Entonces no estará disponible para ellos en lo absoluto, dice la Dra. Rayburn.

Fíjese en cómo se habla. En especial trate de observar cuándo dice "debo" o "tengo que". Según el Dr. Kolotkin, decirse a usted misma que debe hacer esto o que tendría que hacer lo otro naturalmente estimula los sentimientos de culpa y la sensación de haberse comportado mal. Haga su mejor esfuerzo para eliminar estas palabras de su vocabulario y sustituirlas por palabras y frases más razonables como "sería bueno que hiciera. . ."

Rectifique los errores cuando pueda, y cuando no, a lo hecho pecho. La culpa puede ser una herramienta útil si la hace ver que usted ha hecho algo mal, observa la Dra. Tangney. Si no puede hacer nada para cambiar lo que sucedió, por lo menos tiene la oportunidad de evitar repetir el error en el futuro. "Las mujeres que entienden esto aceptan lo que ha pasado, dejan atrás la culpa y mejoran su vida", afirma.

Cómo vencer la vergüenza

Mientras la culpa puede estar encima de usted, la vergüenza es más sutil. Con frecuencia se oculta detrás de sentimientos de enojo poco realistas e incluso una depresión, observa la Dra. Tangney. Es por eso que quizás usted necesite terapia para superar la vergüenza. Estas estrategias también pueden ayudarla.

Visualice como más quisiera ser. . . y no como otros quieren que sea. Use la visualización para identificar sus propios ideales, valores y moralidad. Esto es importante, ya que es mucho más saludable encontrar aceptación dentro de sí misma. Además, visualizar puede ayudarla a no confundir la aceptación de sí misma con la aceptación de otros. El tener una imagen mental clara de cómo quiere comportarse usted misma en la vida le dará una sensación saludable de orgullo. "Y una sensación saludable de orgullo es el antídoto para los sentimientos de vergüenza", explica el Dr. Kolotkin.

Él sugiere que se visualice a usted misma en diferentes situaciones de reto. Como la persona buena en cada situación, pregúntese cómo le gustaría actuar. Básese en el deseo de hacerlo bien, no en el temor de lo que pueda pasarle si lo hace mal. Entonces imagine su reacción a la situación dada. Por ejemplo, imagine una escena que la haría sentirse verdaderamente enojada. Piense en el problema y después visualícese a usted misma expresando su enojo en una forma positiva y constructiva. Cuando haya terminado, dése una palmadita en la espalda para experimentar el orgullo saludable. Dígase a sí misma: "Realmente me gusta cómo manejé eso".

Aprenda. Inscríbase en una clase de capacitación de reafirmación personal (*assertiveness training*) en la universidad comunitaria local. Ya que la vergüenza siempre se asocia con una ausencia de poder, el asumir un poder legítimo a través de la reafirmación puede reemplazar los sentimientos de pasividad por sentimientos de poder y control, explica el Dr. Kolotkin. Esto a su vez ayuda a disipar cualquier sensación de vergüenza.

DEPRESIÓN

Ánimo, que hay un arsenal de ayuda

La Organización Mundial de la Salud predice que para el año 2020 la depresión ocupará un lugar justo después de la enfermedad cardíaca como la segunda enfermedad más incapacitante del mundo. Y si la tendencia actual continúa, la mayoría de sus víctimas serán mujeres. Por ahora, las mujeres tienen tres veces más probabilidades que los hombres de desarrollar una depresión.

"Las mujeres tienen etapas en su vida en las que parecen ser especialmente vulnerables a la depresión", dice Laura Epstein Rosen, Ph.D.,

---

AVISO MÉDICO

Lea y responda a las siguientes dos preguntas:

1. ¿Ha tenido un período distintivo en el que se haya sentido deprimida o descontenta o en que haya perdido el placer e interés por la vida?

2. ¿Ha sufrido por lo menos cinco de los siguientes ocho síntomas durante dos semanas o más?

- Cambios de apetito o peso
- Problemas para dormir
- Fatiga excesiva
- Agitación en exceso o letargo
- Pérdida de interés o placer en las actividades normales
- Sentimientos de culpabilidad
- Reacciones retardadas o indecisión
- Pensamientos suicidas

Si contestó afirmativamente a ambas preguntas, y específicamente si tiene pensamientos suicidas, vaya inmediatamente con su doctor. Es posible que tenga una depresión grave que requiere atención profesional, dice Gary Emery, Ph.D., director del Centro de Los Ángeles para Terapia Cognitiva en Los Ángeles, California.

supervisora de capacitación en Terapia Familiar para la Clínica de Necesidades Especiales del Centro Médico Columbia-Presbyterian en la ciudad de Nueva York. En ocasiones las mujeres son mas propensas a la depresión por razones biológicas, como cuando los niveles hormonales fluctúan justo después de dar a luz y justo antes de la menopausia. Otras veces factores externos son los culpables, como el fallecimiento de un ser querido, el divorcio, la pérdida del empleo o algún otro acontecimiento importante en la vida.

Incluso los conflictos diarios pueden ocasionar una depresión ligera, dice Susan Heitler, Ph.D., una psicóloga clínica de Denver, Colorado. "Cuando usted desea blanco y su compañero desea negro, hay un problema", explica. Si repetidamente renuncia a lo que quiere para que su compañero tenga lo que él desea, sin buscar una transigencia mutuamente satisfactoria, usted podría pagar un precio emocional a largo plazo.

La depresión ligera con frecuencia se manifiesta en sentimientos profundamente negativos de pesar, culpa, desaliento e impotencia. Los casos más graves pueden estar acompañados de síntomas como pérdida de apetito, falta de sueño y dificultad para concentrarse.

Las causas químicas de la depresión

Cuando las 10 mil millones de neuronas del cerebro funcionan en forma ininterrumpida, transmiten miles de millones de mensajes cada segundo. Los mensajeros bioquímicos como la dopamina, la serotonina y la norepinefrina, que en conjunto se conocen como neurotransmisores, son los responsables del envío y la recepción reales de esta "correspondencia". Cuando todos los circuitos funcionan como deben y los neurotransmisores son adecuados, nos sentimos bien, seguras y optimistas.

Una deficiencia de estos neurotransmisores quizás esté vinculada con la depresión, de la misma manera en que una cantidad excesiva de estos neurotransmisores podría activar la fase maníaca del estado maniacodepresivo. Por lo tanto, el enfoque de la medicina convencional para la depresión se trata de estrategias para corregir el desequilibrio químico que causa la deficiencia de los neurotransmisores, generalmente con fármacos antidepresivos.

En busca de un antidepresivo natural

Existe un auténtico arco iris de píldoras para combatir la depresión. La fluoxetina (*Prozac*), la paroxetina (*Paxil*), la venlafaxina (*Effexor*) y la sertralina (*Zoloft*) son algunos de los más de 80 medicamentos más conocidos que suministran los farmacéuticos. Conocidos como inhibidores de la reabsorción selectiva de serotonina (*SSRI* por sus siglas en inglés), funcionan aumentando los niveles cerebrales de serotonina. Otros, como la fenelzina (*Nardil*) y la tranilcipromina (*Parnate*), conocidos como inhibidores de la monoaminooxidasa (*MAO* por sus siglas en inglés), también incrementan los niveles de serotonina, pero en una forma ligeramente diferente. No se puede negar que son efectivos. . . pero no son nada baratos. Al mes, el *Prozac* y otros antidepresivos de alta tecnología pueden costarle hasta $200.

Y no se olvide de añadir a esto los costos físicos, ya que los antidepresivos tienen efectos secundarios perturbadores. Las incomodidades y molestias como la ansiedad, el insomnio, la somnolencia, el deseo sexual inhibido y la disfunción sexual impulsan a muchas mujeres a explorar alternativas no farmacéuticas como las hierbas.

"Las mujeres están impulsando la investigación científica de alternativas al *Prozac*", dice el Dr. Harold H. Bloomfield, un psiquiatra que tiene su consulta privada en Del Mar, California. "Los estudios muestran que el 50 por ciento de las mujeres que toman antidepresivos para incrementar el nivel de serotonina, como el *Prozac*, informan que sienten una disminución en interés sexual. Otros efectos secundarios comunes de este fármaco incluyen náuseas, diarrea, insomnio, agitación, sueños vívidos o pesadillas, sensación de confusión, somnolencia y bostezos persistentes".

La buena noticia sobre la depresión es que una vez que usted reconoce que la tiene, puede tratarla fácilmente. "Al saber cuándo usted es vulnerable a la depresión y reconociendo sus señales y síntomas, usted puede obtener la ayuda que necesita", dice la Dra. Rosen.

Además, la depresión puede llamar su atención sobre algún aspecto de su vida que necesita evaluar y cambiar, afirma la Dra. Margaret Jensvold, directora del Instituto para la Investigación en Salud Femenina en Rockville, Maryland. "Si usted se encuentra repetidamente enojada o triste con relación a la misma situación, necesita enfrentarse a esa situación de alguna manera u otra y lidiar con ella", aconseja.

Cómo derribar la depre

Para la depresión severa, usted necesitará ver a un doctor, quien podrá recomendarle una combinación de terapia de conversación y fármacos antidepresivos. Según las expertas, la depresión ligera responde bien a las siguientes medidas de autocuidado.

(continúa en la página 44)

¿EN QUÉ FORMA SE DEBE TOMAR EL CORAZONCILLO?

Los herbolarios y médicos que prescriben el corazoncillo (hipérico, *Hypericum perforatum*) no están de acuerdo en cuanto a la forma en que funciona mejor: cápsulas, extractos o tinturas.

Cápsulas. El Dr. Harold H. Bloomfield, un psiquiatra que tiene su consulta privada en Del Mar, California, prefiere las cápsulas estandarizadas con una concentración de hipericina (*hypericin*) al 0.3 por ciento. Así, usted sabe exactamente la cantidad del componente activo que obtiene. Él recomienda incrementar pausadamente la dosis a una cápsula de 300 miligramos tres veces al día. (*Precauciones*: no lo use con otros antidepresivos sin aprobación médica. Además, si su piel es blanca, debe tener cuidado al exponerse a la luz directa del Sol, pues esta hierba puede causar sensibilidad al sol).

Extractos. Algunos herbolarios afirman que la hipericina es sólo uno de los componentes activos del corazoncillo y que el poder curativo de una planta emana de todos sus constituyentes en lugar de una sola sustancia química. Por lo tanto, ellos no recomiendan el corazoncillo estandarizado con una concentración de hipericina al 0.3 por ciento.

"El producto estandarizado al 0.3 por ciento funciona bien para algunas personas, pero no para todas, ya que carece de algunos de los componentes curativos de la planta", dice Christopher Hobbs, un herbolario de Santa Cruz, California. "Yo obtengo mejores resultados en mi clínica con el extracto de la planta completa". Si usted siembra su propio corazoncillo, es fácil preparar un potente extracto seco, dice Hobbs. Hágalo de esta forma: coseche las 5 pulgadas (13 cm) superiores de las plantas en la flor. Tome esas flores y prepare un jugo en un exprimidor de jugos (juguera). Al jugo agréguele una cantidad suficiente de polvo de *ginseng* siberiano para hacer una ligera mezcla cremosa (por ejemplo, a 8 onzas/240 ml de jugo agregue 4 onzas/112 g de polvo de *ginseng*). Después vacíe el jugo en el "depósito para cáscaras" (*fruit leather tray*) de un deshidratador de alimentos (*food dehydrator*) y procese de acuerdo con las instrucciones del fabricante hasta que obtenga un producto seco. Muela el extracto seco y llene cápsulas de gelatina del tipo OO con el polvo. Tome una o dos cápsulas al día, recomienda Hobbs. (*Nota:* las cápsulas de gelatina o *gelatin capsules* se consiguen en las tiendas de productos naturales. "OO" es una medida estándar de estas cápsulas).

Tinturas. Quizá también desee probar el corazoncillo en forma de tintura. (Una tintura o *tincture* es un líquido concentrado elaborado al mezclar una hierba con un líquido como alcohol o glicerina, el cual extrae las propiedades medicinales de la hierba. Las tinturas se consiguen en las tiendas de productos naturales en botellitas de 1 onza/30 ml.

Si desea, usted puede preparar sus propias tinturas en casa. Para hacer esto, en un frasco plástico oscuro combine 2 onzas/56 g de hojas secas de una hierba por cada pinta o 473 ml de líquido que use. La bebida alcóholica que se usa más comúnmente para preparar tinturas es el vodka. Póngale una etiqueta al frasquito con el nombre de la hierba y la fecha para acordarse de qué es y cuándo lo preparó. Guarde el frasquito por seis semanas en un lugar seco y oscuro donde los niños no lo puedan alcanzar. Revise la mezcla cada cuantos días y agítela. No se preocupe si ha cambiado de color, eso es normal. Si nota que el nivel del alcohol está muy bajo, échele suficiente como para cubrir las hojas. Después de las seis semanas, cuele el material herbario y guarde la tintura en una botellita oscura. Para administrar la dosis, use un gotero. Puede conseguir botellitas oscuras para guardar tinturas con tapas de goteros en las tiendas de productos naturales).

Hobbs dice que usted puede preparar la tintura del corazoncillo de las 5 pulgadas (13 cm) superiores de las plantas que cultiva en casa. Sea

(continúa)

¿EN QUÉ FORMA SE DEBE TOMAR CORAZONCILLO? (CONTINUADO)

que compre o prepare su propia tintura, tome en cuenta los siguientes consejos:

- **Busque el rojo fuerte.** "Independientemente de si prepara o compra la tintura de corazoncillo, asegúrese de que sea de color rojo o rojo púrpura", dice Hobbs. Además, señala que la tintura de buena calidad debe tener un sabor ligeramente amargo.

- **Tome la cantidad correcta.** Sin importar qué clase de tintura use, la dosis es la misma, dice Hobbs. Tome cuatro goteros en un poco de agua en la mañana y tres en la tarde. Si aún se siente deprimida después de dos o tres semanas, incremente la dosis a una cucharadita por las mañanas y por las tardes, dice Hobbs. Si después de aumentar la dosis aún no se siente mejor después de dos meses, entonces es probable que el corazoncillo no funcione para usted, dice Hobbs.

- **Agregue un poco de amapola de California.** "Con frecuencia combino partes iguales de tintura de corazoncillo y tintura de amapola de California (*Eschscholzia californica*) para tratar la depresión", dice Hobbs. "La amapola de California es la mejor hierba contra la ansiedad que he encontrado, y funciona rápidamente, con frecuencia en tan sólo tres horas. No es narcótica y no forma hábito, además de que es lo suficientemente segura para que incluso los niños la tomen", agrega Hobbs. No tome amapola de California si está embarazada o si está tomando otros fármacos inhibidores de la MAO sin el permiso de su médico.

Para obtener más información sobre cómo conseguir hierbas y otros productos naturales, vea el glosario en la página 163 y la lista de tiendas en la página 167.

Tome té para su tristeza. Beba una o dos tazas de té de corazoncillo (hipérico, *Hypericum perforatum*) diariamente. La investigación sugiere que el té de corazoncillo es tan efectivo como los fármacos antidepresivos comúnmente recetados, pero tiene menos efectos secundarios. Los compuestos que contienen la hierba de flores amarillas parecen estimular las neuronas.

Para preparar el té, vierta una taza de agua hirviendo sobre dos cucharaditas colmadas (copeteadas) de hierba seca (disponible en las tiendas de productos naturales). Deje la hierba en infusión por diez minutos. Después cuele el té y déjelo enfriar antes de beberlo.

Debido a sus propiedades estimulantes, el corazoncillo no debe tomarse a la hora de irse a la cama, aconseja Varro Tyler, Ph.D., un experto en hierbas medicinales de West Lafayette, Indiana. La hierba también incrementa su sensibilidad a la luz solar, haciendo que sea más fácil quemarse. Así que mientras usted esté usando el corazoncillo, limite el tiempo que pasa bajo los rayos del Sol y use un filtro solar en todas las áreas expuestas.

Derrote la depre con diente de león. En ocasiones la depresión surge cuando las mujeres suprimen el enojo, sugiere Patricia Howell, una herbolaria de Atlanta, Georgia. "Para muchas mujeres, la supresión del enojo conduce a una sutil depresión que es difícil de identificar con exactitud", afirma. "Cuando las mujeres le informan a su médico de este sentimiento de tristeza e intranquilidad, con frecuencia reciben una respuesta como 'todo está en su mente' y eso las hace sentirse aun peor", dice.

"Estas mujeres mantienen sus emociones controladas durante tanto tiempo que se insensibilizan, y como resultado se sienten deprimidas".

Howell usa un remedio herbario muy sencillo para tranquilizar la depresión causada por el enojo suprimido: el diente de león (amargón, *Taraxacum officinale*). "He aconsejado a mujeres deprimidas que tomen un té preparado con raíz de diente de león dos o tres veces al día, y parece ser muy útil", dice. Una mujer bebió té de raíz de diente de león durante más o menos un día, y muy contenta llamó a Howell para informarle que en realidad había logrado enojarse con alguien y desahogarse. "Ella estaba encantada y se sentía mucho mejor", recuerda Howell. Para preparar este té, vierta agua hirviendo sobre dos cucharadas de la hierba seca. Déjelo en infusión por diez minutos, cuele la hierba y tómelo.

Prepárese el "té de la alegría". "Una fórmula sencilla que contiene avena sativa (*oatstraw*), toronjil (melisa, *Melissa officinalis*) y damiana (*Turnera diffusa*) ha ayudado a muchas mujeres a vencer la tristeza", dice Kathleen Gould, una herbolaria de Indialantic, Florida.

La avena sativa contiene calcio y ayuda a fortalecer el sistema nervioso. El toronjil es una hierba que levsanta el ánimo y la damiana, según Gould, es una hierba suave que equilibra las hormonas.

Para preparar el té de la alegría, combine partes iguales de hojas secas de avena sativa, toronjil y damiana, con agua hirviendo. Déjelas en infusión durante 10 minutos, entonce cuele las hojas. Beba entre una y tres tazas al día. Según Gould, la mayoría de las mujeres se sentirán mejor en una o dos semanas.

Dése un masaje herbario en los pies. El masaje, especialmente de pies, es un elemento calmante en la medicina ayurvédica, un sistema de curación que se originó en la India. "Un masaje de pies puede ser tan tranquilizante como un masaje en todo el cuerpo", dice Candis Cantin-Packard, una herbolaria de Placerville, California.

A 1 onza (30 ml) de aceite de sésamo (ajonjolí), que se considera como el aceite más calmante, agregue 10 gotas de aceite esencial de lavanda (alhucema, espliego, *lavander*) y de geranio de rosa (*rose geranium*). Estos aceites son los indicados para la depresión. Tómese todo el tiempo del mundo. Trabajando lentamente, déle un suave masaje a cada pie con el aceite antes de la hora de acostarse, sugiere Cantin-Packard.

Rocíe su casa con lavanda. "La lavanda levanta mucho el ánimo", dice Gould. "Usted puede usar el aceite esencial de lavanda en toda su casa cuando se sienta deprimida. Póngalo en los aros de las lámparas, agregue tres o cuatro gotas al agua de la bañadera (bañera, tina) o frote unas gotas en sus muñecas y sienes".

No se salte las comidas. "Cuando usted está deprimida, es posible que no tenga ganas de comer, pero saltarse las comidas crea una sensación de vacío que empeora la depresión y la sensación de ansiedad", dice Cantin-Packard. "Procure comer alimentos cocidos y fáciles de digerir como sopas, verduras al vapor, cereales bien cocidos y pequeñas cantidades de carnes orgánicas", aconseja.

Elimine la cafeína y el azúcar. "Mientras más grave sea su depresión, más se beneficiará de eliminar la cafeína y el azúcar de su alimentación, aunque no estamos seguros de la razón de esto", dice Larry Christensen, Ph.D., coordinador del departamento de Psicología en la Universidad de Alabama del Sur en Mobile. Haga la prueba por dos semanas a ver si se siente mejor.

Probablemente usted ya conozca a los culpables de la cafeína: el café, el té, el refresco de cola y el chocolate. En cuanto al azúcar, evite las confituras, los panes y pastelillos dulces y otras delicias. Según el Dr. Christensen, los azúcares que se encuentran naturalmente en las frutas y otros alimentos se pueden consumir.

Si sus síntomas mejoran durante las dos semanas de abstinencia, po-

VISUALÍCESE VENCIÉNDOLA

La depresión con frecuencia surge de un problema no resuelto con otra persona, ya sea el cónyuge, un hermano o un colega. El siguiente ejercicio, recomendado por Susan Heitler, Ph.D., una psicóloga clínica de Denver, Colorado, puede ayudarla a manejar la situación de manera que ambos salgan adelante, felizmente.

- Primero, reconozca sus sentimientos negativos como depresión.
- Después, busque la causa de su depresión. Pregúntese qué conflicto o situación está causando su tristeza.

Para visualizarse saliendo del conflicto, siga estos sencillos pasos.

1. Cierre sus ojos. Pregúntese a sí misma: "Si estuviera enojada con alguien, ¿quién sería?"

2. Visualice a la persona con la que está enojada.

3. Imagínese como Alicia en el País de las Maravillas. Acaba de tomar las gotas de crecimiento. Véase creciendo más y más hasta sobrepasar a la persona con la que está en conflicto.

4. Desde su nueva y ventajosa posición de poder, evalúe nuevamente a la otra persona y lo que cada uno de ustedes desea.

5. Use lo que ahora puede ver sobre esta persona para descubrir nuevas posibilidades para resolver su conflicto en una forma mutuamente benéfica.

Para entender la forma en que este ejercicio apoya la resolución de un conflicto, piense en una mujer que se ve a sí misma pequeña e impotente en su relación con su marido. Debido a su imagen de sí misma, ella no podrá reafirmarse efectivamente cuando surja un problema. Dejar el problema sin resolverlo podría deprimirla.

Si ella se visualiza a sí misma como más grande y poderosa que su marido, quizá vea cosas de él que no había visto antes. "Por ejemplo, el lenguaje corporal de su marido podría indicarle que en realidad está asustado o se siente inseguro", dice la Dra. Heitler. "Entenderlo puede ayudarla a desarrollar soluciones al problema que los beneficien a ambos".

dría tratar de volver a introducir el café y el azúcar uno a la vez. Quizás encuentre que puede tolerar uno pero no el otro.

Échese a andar con ejercicios. Haga un poco de ejercicio aeróbico (del tipo que acelera su corazón y su ritmo respiratorio) durante 20 a 30 minutos por lo menos dos días a la semana. "Cualquier mujer deprimida que se ejercite experimentará una mejora definitiva en la forma en que se siente con respecto a sí misma", dice el Dr. Robert Brown, Ph.D., profesor clínico de Psiquiatría en la Universidad de Virginia en Charlottesville. "El esfuerzo y el vigor con que usted se ejercite serán proporcionales a los beneficios físicos y emocionales que recibirá". En otras palabras, mientras más sude, menor será su tristeza.

Apunte. "El llevar un diario puede ayudarla cuando esté lidiando con una depresión", observa la Dra. Jensvold. Le permite expresarse, desahogarse y llegar a un acuerdo con su descontento.

Ayúdese con la amistad. "Usted necesita tener una o dos amigas a quienes llamar cuando se sienta triste, alguien que pueda darle el obsequio de escuchar", dice la Dra. Jensvold. Pero además, agrega, no sólo debe hablar con esa persona para desahogarse. También asegúrese de compartir con ella tanto los ratos buenos como los malos.

Para obtener más información sobre cómo conseguir hierbas y otros productos naturales, vea la página 167.

DEPRESIÓN INVERNAL

No deje que el frío le congele la chispa

Para miles de mujeres en los Estados Unidos, el peor día del año es el domingo a finales de octubre en que termina el horario de verano (*daylight savings time*). Ellas saben que en los siguientes meses el Sol se pondrá antes de la hora de cenar, dejándoles menos horas de luz solar que puedan disfrutar. Muchas de esas mujeres desearían poder unirse a los miembros más sensibles del reino animal que se enrollan en una acogedora hibernación hasta la primavera.

Este temor a la muerte del invierno se ha vuelto tan común que la comunidad médica tiene un nombre para él: trastorno afectivo estacional (*SAD* por sus siglas en inglés). Desde 1987, el SAD ha sido reconocido por la Asociación Psiquiátrica Estadounidense como un trastorno distinto.

Después de más de una década de estudios, los investigadores creen que aproximadamente un 20 por ciento de la población, más mujeres que hombres, experimenta tristeza como resultado de los cambios estacionales de la luz, dice el Dr. Norman E. Rosenthal, jefe de Psiquiatría Ambiental en el Instituto Nacional de Salud Mental en Bethesda, Maryland. De hecho, los síntomas del SAD con frecuencia empeoran al final del horario de verano.

AVISO MÉDICO

No trate de diagnosticarse y tratar el trastorno afectivo estacional (*SAD* por sus siglas en inglés) por su cuenta, advierte Brenda Byrne, Ph.D., directora del programa SAD en la Universidad Thomas Jefferson en Filadelfia, Pensilvania. La razón por la cual no debe hacer esto es que el SAD produce síntomas que son notablemente similares a otros problemas de salud potencialmente graves, como un bajo nivel de azúcar en la sangre y trastornos de la glándula tiroides. Si sospecha que tiene SAD, consulte a su doctor para que le haga un diagnóstico adecuado. Además, busque asesoría profesional de inmediato si se siente gravemente deprimida o tiene pensamientos suicidas.

En las mujeres, el SAD puede tener un vínculo hormonal. Usted tiene más probabilidades de desarrollar este problema durante sus años reproductivos que después de la menopausia, según Brenda Byrne, Ph.D., directora del programa SAD en la Universidad Thomas Jefferson en Filadelfia, Pensilvania.

El SAD afecta a las mujeres física y emocionalmente en diferentes grados de intensidad. ¿Cómo puede notar la diferencia entre el SAD y la depre común de invierno? "Es cuestión de la gravedad de los síntomas con el SAD. Usted puede experimentar un descenso drástico de su nivel de energía", dice la Dra. Byrne. "Quizá también tenga antojo de dulces y almidones, duerma más aunque su sueño sea de mala calidad y sufra una disminución en el deseo sexual. Algunas mujeres con SAD han informado tener dificultad para concentrarse y desinterés en las actividades sociales. La tristeza y un humor deprimido también son típicos del SAD".

Aun cuando el SAD es más común en los meses de invierno, algunas mujeres se ven afectadas por él en los meses de verano. "Tres o cuatro días nublados de julio dejan a algunas mujeres sintiéndose verdaderamente muy mal", dice la Dra. Byrne.

Ideas para iluminarse

Si usted padece de un trastorno afectivo estacional —y únicamente su doctor puede decírselo para estar segura— la luminoterapia puede mejorar significativamente sus síntomas. En la luminoterapia, usted se sienta diariamente ante una caja luminosa especialmente diseñada por una cantidad de tiempo prescrita. La Dra. Byrne recalca que usted debe usar este tratamiento únicamente si así se lo indica el médico, quien puede mostrarle cómo usar la caja adecuadamente y establecer un calendario de tratamiento para usted.

Las siguientes estrategias también pueden ayudarla a sentirse mejor, ya sea que tenga SAD o un simple caso de tristeza invernal.

Instale iluminación blanca brillante en su casa y oficina. Según la Dra. Byrne, tanto los bombillos (focos) fluorescentes como los incandescentes dan los mismos buenos resultados.

Pinte las paredes interiores de su casa en colores claros y brillantes. Los colores pueden marcar una gran diferencia en la forma en que usted se siente, explica la Dra. Byrne. "Ponga atención a cómo responde personalmente a diferentes tonos", sugiere. "Observe cuál mejora su humor y rodéese de ese color".

OJO CON LOS ANTOJOS

Si usted se encuentra entre las mujeres con trastorno afectivo estacional (*SAD* por sus siglas en inglés) que tienen antojo de dulces, debe tener cuidado de no excederse. En general, las personas comen más y se ejercitan menos en invierno, la fórmula perfecta para ganar peso, observa Brenda Byrne, Ph.D., directora del programa SAD en la Universidad Thomas Jefferson en Filadelfia, Pensilvania. Ceder a los antojos puede aumentar sus probabilidades de subir de peso. ¿La solución? Comer menos y ejercitarse más, dice.

Purifique el aire en su hogar y trabajo. Hay unos aparatos llamados purificadores de aire (*air purifiers*) que generan iones negativos en su hogar y trabajo. Están disponibles en la mayoría de los centros de artículos para el hogar y tiendas de productos naturales. Lea la etiqueta de la caja para asegurarse de que genere iones negativos (*negative ions*). Sabemos que esto suena como alguna clase de experimento científico loco, pero según la Dra. Byrne, "la investigación reciente sugiere que algunas personas que tienen SAD se sienten mejor cuando usan un generador de iones negativos. Aún no sabemos por qué, pero definitivamente parece mejorar los síntomas en algunos casos".

Salga. Sí, es invierno y hace frío. Pero usted recibirá más luz estando afuera que adentro, lo cual le mejorará el humor. "Conozco a una mujer que se abriga y se sienta fuera de su casa por 45 minutos todos los días que hay buen clima mientras lee su periódico", dice la Dra. Byrne. "El periódico refleja aún más luz a los ojos e incrementa al máximo los beneficios terapéuticos".

Arránquese con actividad aeróbica. *Aeróbico* significa cualquier actividad que incremente su pulso cardíaco y su ritmo respiratorio, así que correr, andar en bicicleta y dar una caminata a paso veloz son actividades aeróbicas buenas. "Las mujeres que permanecen activas durante todo el invierno padecen de síntomas de SAD menos graves que las mujeres que se vuelven sedentarias", observa la Dra. Byrne. Haga la prueba practicando alguna forma de ejercicio aeróbico durante 30 minutos tres días a la semana.

DEPRESIÓN POSPARTO

Vías de alegría

No puede culparse a las nuevas mamás de tener una imagen poca realista de la maternidad. En muchos casos, los medios de comunicación, en particular la televisión, la presentan muy idealizada. No hay llanto incesante ni pañales sucios ni el marido que no quiere ayudar ni tampoco la suegra que se la pasa dictándole cómo debe cuidar a su hijo. Y si acaso muestran algunas de estas realidades, siempre es en forma de chistes y todo se soluciona al final del programa: el marido se da cuenta de que tiene que ayudar más, la suegra se tranquiliza y el chamaco al fin duerme toda la noche.

Desafortunadamente, la vida real es harina de otro costal. De hecho, según los expertos hasta un 70 por ciento de las mamás nuevas experimentan una depresión posparto temporal inmediatamente después de dar a luz. En inglés, a esta depresión temporal se le llama los *baby blues* y, como indican las estadísticas anteriores, es bastante común. (Este nombre se deriva de la música *blues* norteamericana, que generalmente se dedica a temas tristes). Durante tres o cuatro días después de la llegada del bebé a la

AVISO MÉDICO

La depresión posparto no debe tomarse a la ligera. Si sus síntomas no han cedido en dos semanas, los expertos recomiendan consultar a un médico. "Es normal sentir una bajón de energía e incluso sentirse un poco nerviosa durante un tiempo después de tener al bebé", dice la Dra. Lisa Weinstock, una psiquiatra del Centro Médico de la Universidad Cornell en White Plains, Nueva York. "Pero si usted tiene diferentes síntomas, incluyendo una incapacidad para disfrutar de las cosas, cambios en sus hábitos de sueño y alimenticios, falta de concentración y sentimientos de culpa, eso es depresión". Y si usted ha tenido pensamientos sobre hacerse daño a usted misma o al bebé, debe buscar ayuda profesional sin demora.

casa, estas mujeres se ponen llorosas (chillonas), ansiosas, irritables, inquietas y sumamente sensibles. Algunas mujeres dicen que no pueden dormir y no saben por qué. Además, sus emociones oscilan mucho. En un momento dado pueden mirar el reloj para ver qué hora es, todo bien, y de buenas a primeras estallan en llanto. Estos síntomas tienden a incrementarse a un punto máximo entre siete y diez días después del parto, y luego van disminuyendo hasta desaparecer por completo al cabo de dos semanas.

En un número mucho menor de mujeres, no más de una de cada diez, estos síntomas no desaparecen. Persisten y pueden incluso intensificarse. Esta afección se conoce como depresión posparto. "La diferencia entre los '*baby blues*' y la depresión posparto quizá no sea clara al principio para una mujer y su familia, o el doctor", dice Ann Dunnewold, Ph.D., presidenta de Postpartum Support International, un grupo de apoyo para las mujeres que sufren de la depresión posparto. La experiencia de ser una nueva mamá siempre tiene sus altibajos. Pero, dice, "yo siempre recalco lo siguiente: cuando el equilibrio cambia, o sea, cuando hay más negativo que positivo, entonces usted necesita ayuda externa, ya sea que se trate de un grupo de apoyo, asesoría, terapia o quizás un medicamento".

Dos cosas hacen que las nuevas mamás estén tristes, explica la Dra. Dunnewold. Una son las expectativas irreales de cómo será la maternidad. Es chocante cuando se espera la felicidad eterna con el bebé y hay que enfrentarse a toda la labor que conlleva cuidarlo. Además, muchas madres se sienten abrumadas y luego culpables por sentirse así. O si todo no anda como en la tele o las películas, si por ejemplo no prueba la leche primero y se la da demasiado caliente al bebé, quizás la nueva mamá piense que es mala madre y se sienta culpable. "Simplemente el darse cuenta de que lo que está pasando es normal, que ser una madre realmente es algo muy exigente, puede ser suficiente para quitar la culpa que una nueva mamá puede sentir, la cual sólo empeora las cosas", dice. Además, "las nuevas mamás se privan del sueño, están muertas de cansancio y normalmente abrumadas. Son lanzadas al ruedo para un trabajo nuevo para el cual no hay una capacitación adecuada disponible y se les da la responsabilidad exclusiva de un ser humano completamente vulnerable y complejo que llega al mundo sin un manual de instrucciones".

La otra cosa que provoca la depresión posparto es la biología. Las hormonas que pueden hacer que una mujer embarazada resplandezca bajan abruptamente después del parto y tardan algún tiempo en regresar a su nivel normal, dice el Dr. George Chrousos, un investigador de la división de Endocrinología de Desarrollo del Instituto Nacional de Desarrollo Humano y Salud Infantil en Bethesda, Maryland. Y según él no sólo bajan las hormonas femeninas como el estrógeno y la progesterona. Él ha encontrado que una hormona que ofrece protección contra el estrés, llamada la hormona de liberación de corticotropina, permanece a un nivel anormalmente bajo en las mujeres durante aproximadamente tres meses después del parto.

Para algunas mujeres, cuidar de sí mismas durante este tiempo puede evitar que los *baby blues* se conviertan en depresión posparto, dice la Dra. Lisa Weinstock, una psiquiatra del Centro Médico de la Universidad Cornell en White Plains, Nueva York. Pero las mujeres que tienen el mayor riesgo, incluyendo a aquellas que han estado deprimidas antes y especialmente aquellas que han padecido previamente de depresión posparto, necesitan tener un plan de acción antes de tener a su bebé. Así, podrán asegurar que reciban ayuda profesional en caso de que la necesiten, agrega.

Tips para terminar con la tristeza

Se necesitan dos cosas para que usted comience a sentirse mejor, dice la Dra. Dunnewold. En primer lugar, usted necesita dejar de culparse a sí misma por lo que está sucediendo. En segundo lugar, necesita descubrir sus necesidades reales. A continuación están los consejos de los expertos para lograr esto.

Piense en lo positivo. Dése cuenta de que usted no es la única que sufre de este problema, que usted no es la culpable y que puede sentirse mejor, dice la Dra. Dunnewold.

Cambie la forma en que se habla. Usted puede encontrarse a sí misma siendo extremadamente autocrítica, diciéndose cosas como: "Eres tan tonta. ¿Qué te pasa, mujer, que no puedes ni siquiera cuidar a tu bebé? Querías tanto tener este bebé, y ahora en vez de disfrutar de esta linda experiencia te la pasas llorando". Cuando dicho pensamiento aparezca en su mente, haga una pausa para reconocerlo, sugiere la Dra. Dunnewold. Después imagine que está hablando con un niño o un amigo cercano que se está atormentando a sí mismo de esta forma. ¿Qué le diría para que se sintiera mejor? Cierre los ojos, respire hondo cuatro veces y dígase a usted misma: "Eres fuerte y competente, y éste es realmente un trabajo duro. Simplemente aguanta. Todo va a salir bien. Pronto las cosas serán más fáciles".

Cancele la culpa y consiéntase. Una vez que reconozca y haga su autoculpa a un lado, concéntrese en lo que la haría sentir mejor. Ya sea que se trate de un tiempo lejos del bebé, ayuda en la casa, comidas preparadas en casa o alguien que la escuche, usted puede desarrollar un plan para obtener el apoyo que necesita, dice la Dra. Dunnewold.

Busque apoyo para salir de este rollo. En países como Japón, donde la nueva mamá y su hijo reciben el cuidado de otros, la tasa de depresión posparto es inferior, dice la Dra. Weinstock. "Pero en países como los Estados Unidos esperamos que las mujeres den a luz y que después de dos meses regresen inmediatamente al vaivén de siempre. Esto es poco realista. Usted necesita poner otros objetivos aparte y concentrarse en recuperarse de este enorme cambio en su vida".

"Se ha demostrado que tan sólo reunirse con otros padres que tengan preocupaciones y necesidades similares evita la depresión posparto", añade la Dra. Dunnewold. "Ver a otras mamás luchar con los mismos problemas con los que usted está lidiando puede alentarla".

No deje de comer bien. Aunque se sienta gorda y fofa, ahora no es el momento de empezar esa dieta de 800 calorías diarias. Usted debe comer por lo menos tan bien como lo hacía durante su embarazo, pero reducir su consumo de alimentos grasos un poco e incrementar su nivel de ejercicio, dice Judith Roepke, R.D., Ph.D., una nutrióloga perinatal en la Universidad Estatal de Ball en Muncie, Indiana.

Siga con los suplementos. No deje de tomar sus suplementos prenatales. Los síntomas de depresión pueden ser el resultado de la carencia de ciertas vitaminas, incluyendo ácido fólico, B_6 y B_{12}, dice el Dr. Melvyn Werbach, un psiquiatra y un experto en nutrición.

"No es ilógico tomar suplementos parecidos (a las vitaminas prenatales) hasta tres meses después del parto o mientras usted da leche materna a su bebé", añade la Dra. Roepke.

Deje que el sueño la rinda. "La privación del sueño es un método comprobado y efectivo de torturar a los prisioneros", observa la Dra. Dunnewold. Puede llevar al agotamiento, la irritabilidad y la irracionalidad.

Trate de dormir cuando su bebé duerma. Si tiene problemas para sincronizarse con el irregular horario de su bebé, dése una ducha caliente, retírese a un cuarto oscuro o cubra sus ojos y póngase una frazada (cobija, manta) para sentirse cómoda. "Si aún no puede dormir, por lo menos descanse", aconseja la Dra. Dunnewold. "Suba los pies y tome una bebida tranquilizante, escuche música suave, vea una telenovela, haga lo que sea necesario para tener cierta sensación de descanso de sus obligaciones".

Muévase aunque sea unos minutos. Haga ejercicios durante al menos 10 minutos diariamente. No tiene que ser una sesión intensa de aeróbicos. Según la Dra. Dunnewold, hasta caminar o practicar yoga pueden mejorar su humor, disipar la ansiedad e incrementar su energía. Si lo desea, puede poner a su bebé en un canguro enfrente de usted mientras aspira o hace otra tarea físicamente activa. También puede inscribirse a una clase de ejercicios posparto en donde las nuevas mamás y los bebés son bienvenidos. (Un gimnasio o YMCA local es un buen lugar para empezar).

También debe hacer sus ejercicios antes de las dos de la tarde. El ejercitarse temprano la ayudará a dormir mejor en la noche, explica la Dra. Dunnewold.

Concéntrese en sus quehaceres. Lleve un registro del tiempo que pasa haciendo tareas relacionadas con el bebé: cambiar pañales, alimentarlo, ponerlo a eructar, dar caminatas. Esto puede ayudarla a darse cuenta de cuán exigente es en realidad el cuidado de un bebé. "Las mujeres dicen: 'No pagué las cuentas' o 'No lavé los platos (trastes)'", observa la Dra. Dunnewold. "Pero quizá cambiaron 14 pañales. Así que en realidad sí lograron algo".

Planee su día la noche anterior. "Sirve de mucho tener cada día por lo menos una actividad que realmente deseamos realizar", dice la Dra. Dunnewold. Usted puede dar una caminata, hacer un crucigrama o llamar a una amiga. "Trate de programar por lo menos un evento que implique el contacto con adultos, aparte de la llegada de su pareja en la tarde".

DESEO SEXUAL INHIBIDO

Ideas para prender la llama

La mujer moderna promedio anda bastante ajetreada, pasándosela entre el trabajo, el supermercado, el banco, la guardería infantil y la tintorería, por mencionar unos pocos lugares. Con una vida tan llena de quehaceres, ella apenas tiene tiempo para darse una ducha. Así que ¿cómo podría tener tiempo para el sexo frecuente y mutuamente satisfactorio?

"No es necesariamente que las mujeres no tengan sexo porque no quieren", dice Louise Merves-Okin, Ph.D., una psicóloga clínica y terapeuta matrimonial certificada que tiene su consulta privada en Rydal, Pensilvania. "Su problema es encontrar tiempo. Atiendo a muchas mujeres que han pasado de los 30 años que son saludables, vibrantes y atractivas. Aman a su esposo. Tienen una carrera exitosa, un hogar agradable, amigos atentos y niños muy pequeños. Me dicen que no tienen tiempo ni energía para el placer".

La mayoría de estas mujeres buscan un arreglo rápido para su menguante pasión, agrega la Dra. Merves-Okin. Irónicamente, lo único que puede resolver el problema —el tiempo— es lo único que no tienen. "Sólo el tiempo puede ayudar a una mujer a volver a poner su vida sexual al día", observa. "Ella necesita trabajar con su compañero para revivir el

AVISO MÉDICO

Vea a su ginecólogo si su deseo sexual continúa decayendo a pesar de sus medidas de autocuidado como las que se describen en este capítulo. Usted puede tener un problema de salud subyacente, como el síndrome de fatiga crónica, la depresión, la enfermedad de Lyme o un trastorno de la glándula tiroides. Y si sospecha que un conflicto emocional está minando su deseo sexual, considere recibir la asesoría de un psicoterapeuta o terapeuta sexual, agrega Lonnie Barbach, Ph.D., profesora de Psicología en la Universidad de California en San Francisco.

romance y el deseo sexual. Y si ella no se da un tiempo para comunicarse con su compañero, su relación pronto podría estar en problemas".

En ocasiones, el deseo sexual inhibido no tiene nada que ver con la falta de tiempo, dice Marilyn Volker, Ed.D., una sexóloga que tiene su consulta privada en Coral Gables, Florida. "Cuando una mujer me dice que su deseo flaquea, considero tres categorías principales de causantes", explica. A continuación listamos los tres, que son problemas físicos, problemas psicológicos y problemas farmacéuticos. Considere las siguientes preguntas que corresponden a cada categoría para ver si uno o más de ellos está afectando su libido.

Problemas físicos: ¿Algo sobre su cuerpo o el de su compañero le quita las ganas a alguno de los dos? ¿Está experimentando cambios hormonales? ¿Alguno de los dos tiene una enfermedad que afecta su nivel de energía o comodidad física?

Problemas psicológicos: ¿Usted o su compañero tiene alguna preocupación sobre su desempeño sexual? ¿Su relación se ha visto afectada

CUATRO DÍAS DE PURA PASIÓN

¿Recuerda lo sensual que se sentía con su compañero? ¿Recuerda cómo planeaba, fantaseaba y anticipaba sus citas? Recapturar estas emociones puede ayudarla a reavivar su deseo sexual, dice Lonnie Barbach, Ph.D., profesora de Psicología en la Universidad de California en San Francisco. Si usted quiere volver a despertar el romance y hacer que el sexo eche chispas, la Dra. Barbach recomienda la siguiente cuenta regresiva de cuatro días a la pasión.

Día 4: Haga una cita con su compañero. Anótela en su calendario y en el de él, con tinta. Y asegúrese de usar la palabra *romance* en su invitación.

Día 3: Decida qué hará en su cita. ¿Qué los excitará a ambos? ¿Una cena a la luz de las velas? ¿Bailar? ¿Una película romántica? Sin importar cuál sea su cita de ensueño, usted puede asegurarse de lograrla si la planea cuidadosamente. Haga reservaciones, contrate a una niñera o pregúntele a la abuela si sus nietos pueden quedarse a dormir con ella.

Día 2: Comience a prepararse. "Esto significa pensar en su compañero de la misma forma que lo hacía cuando eran novios", explica la por presiones en el trabajo, preocupaciones financieras o infidelidad? ¿Podría un incidente de su pasado, como incesto o violación, estar obstaculizando su confianza en su compañero?

Problemas farmacéuticos: ¿Usted o su compañero abusa del alcohol o de las drogas? ¿Está usted tomando algún medicamento que pudiera disminuir su deseo sexual? (Si no está segura, pregúntele a su doctor o farmacéutico).

Si contestó afirmativamente a cualquiera de estas preguntas, usted puede haber descubierto la causa del estancamiento de su libido. Usted y su compañero pueden tratar de trabajar juntos para resolver el problema y volver a sincronizar su vida sexual.

Prescripciones pasionales

Usted puede lograr un encuentro sexual más positivo con sólo poner el ambiente correcto. Para asegurarse de que usted y su compañero estén

Dra. Barbach. "Visualice el cuerpo de él. Fantasee sobre su tacto. Sienta sus labios sobre los suyos... usted ya sabe". Pase entre 10 y 20 minutos simplemente soñando despierta sobre lo romántica que será su cita.

Día de la cita: Arréglese. Algunas mujeres se depilan y perfuman, mientras otras prefieren ir *au naturel*, dice la Dra. Barbach. "Vístase para impresionar a su compañero, con cualquier cosa que lo excite. Compre una lencería *sexy* o sorpréndalo no llevando ropa interior".

Además, puede crear una atmósfera que lleve al romance. Desconecte el teléfono, baje la intensidad de las luces, ajuste el termostato de manera que no esté demasiado caliente ni fresco. Encienda velas y si quiere, ponga música romántica. Otro acto preliminar que pueden probar es darse de comer bocaditos de comidas afrodisiacas.

Sobre todo, lo más importante es que haga una conexión erótica con su compañero. "Háblele. Dígale lo feliz que se siente de estar con él. Dígale lo importante que él es para usted", sugiere la Dra. Barbach. "Volver a fortalecer su relación como pareja antes de tener sexo ayuda en gran parte a hacer que su velada romántica tenga un éxito rotundo".

lo más relajados y cómodos posible, llévese estas sugerencias a la cama con usted.

Olvídese de sus padres. Destierre de su habitación la actitud negativa de sus padres hacia el sexo. Los mensajes negativos de sus años de formación en ocasiones pueden entrometerse entre usted y el buen sexo. "Les digo a algunas parejas que necesitan sacar a sus padres del dormitorio (recámara), especialmente si sus padres eran abusivos o les inculcaron lecciones poco útiles como 'las señoritas decentes no lo hacen'", dice Gina Ogden, Ph.D., una terapeuta sexual de Cambridge, Massachusetts. Ella sugiere hacer un ritualcito para "exorcizar" a los espíritus paternos. Dígales que se vayan, incluso si tiene que hacer un poco de ruido para sacarlos. Muéstreles la puerta y después ciérrela con firmeza. Quizás le parezca un poco extraño o ridículo, pero según la experta "es una técnica efectiva que le permite a usted y a su amante entrar a un encuentro sexual como adultos, enfocados únicamente el uno en el otro", explica.

Transforme el sexo en un ritual sagrado. "En mis investigaciones he encontrado que el sexo y la espiritualidad tienen una conexión", observa la Dra. Ogden. "Algunas parejas realmente consideran el sexo como una experiencia mística. Convierten su habitación en un espacio espiritual con velas y con música que les ayude a sentirse abiertos y seguros. Practican la respiración profunda juntos. Honran el cuerpo de cada uno. Y se miran profundamente a los ojos mientras hacen el amor".

Intercambie buenas obras con su compañero. "Una mujer me dijo que las palabras más eróticas que su marido podía decirle eran: 'Cariño, ¿por qué no me dejas lavar los platos (trastes)?'", cuenta la Dra. Ogden. "Traten de hacer cosas agradables el uno por el otro. El buen sexo tiene mucho que ver con la forma en que nos ocupamos el uno del otro".

Dése permiso para ser sexual con su compañero. "La sexualidad no solamente son sensaciones físicas. También se trata de emociones", observa la Dra. Ogden. Ella sugiere darse tiempo para jugar el uno con el otro antes de tener sexo. Preparen comida juntos y aliméntense el uno al otro. Dense una ducha o un baño de burbujas juntos. Sorpréndanse el uno al otro en formas íntimas que solamente ustedes conozcan.

Enséñele a su compañero a tocarla en formas que encuentre placenteras. "Las mujeres me han dicho que pueden alcanzar el orgasmo en todo su cuerpo, por ejemplo, cuando su compañero les da un masaje en la cabeza, acaricia el lóbulo de su oreja o chupa sus dedos", dice la Dra. Ogden.

Anime a su compañero a pasar un rato estimulándola. "Muchas mujeres me dicen: 'Mi compañero me lleva hasta el punto en donde estoy a punto de explotar y entonces se mueve a otra parte'", dice la Dra. Ogden. "Probablemente la parte más difícil de una relación sexual sea aprender cómo indicarle a su compañero que continúe haciendo lo que a usted le agrada. Pero pedirle lo que usted desea es vital para su excitación sexual".

Recomendaciones para su relación

Inevitablemente habrá momentos en que su compañero tenga ganas y usted no. Y ya que usted lo ama, usted deseará por lo menos tratar de sentirse receptiva a sus avances amorosos. A continuación algunas sugerencias de los expertos.

Póngase "en hora" sexualmente. Si usted siente deseos de hacer el amor hasta después de las 5:00 P.M., pero él tiene ganas al amanecer, los dos tienen que negociar, dice la Dra. Ogden. Usted quizá desee probar ir a la cama más temprano de manera que se levante más temprano. O póngase de acuerdo con su pareja para "almorzar" juntos, por lo menos de vez en cuando. "También pueden guardar el sexo para los fines de semana, cuando los niños se quedan con la abuela, la televisión está desconectada y el teléfono descolgado", sugiere.

Si le parece que su hombre siempre está caliente por la mañana pero cansadito por la noche, debe hablar sobre esto con él. "Comuníquense en forma abierta y honesta el uno con el otro para asegurarse de que no haya otros problemas interfiriendo con su vida sexual", aconseja la Dra. Ogden.

Ocasionalmente entréguese a su compañero. Cuando usted no quiera hacer el amor pero su compañero sí, la Dra. Volker dice que de vez en cuando puede entregarse para complacerlo. Según ella, "entregarse a quien uno ama puede ser una experiencia muy sensual". Además, el satisfacer a su compañero puede darle una sensación de satisfacción.

Use un lubricante a base de agua. Si no está excitada, su vagina no lubricará suficientemente para relaciones cómodas, explica la Dra. Volker. Dos marcas que puede probar son *K-Y Liquid* o *Astroglide*.

Si usted y su compañero utilizan un condón, evite usar productos a base de petróleo y vaselina como lubricantes. Pueden dañar los condones de látex y anular su eficacia, advierte la Dra. Volker.

Filtros de amor herbarios

El mundo natural también puede aportarle ayuda para hacer más placentera su vida amorosa. He aquí lo que los expertos ofrecen para inspirarla en cuanto a lo íntimo.

Aspire un aroma sensual. Cree un ambiente de pasión perfumando el dormitorio (o cualquier habitación) con unas cuantas gotas del potente aceite esencial de sándalo (*sandalwood*), rosa o ámbar, sugiere Aviva Romm, una herbolaria de Bloomfield Hills, Michigan.

"El sándalo es un afrodisiaco tradicional. La hace sentirse muy centrada en su cuerpo, muy consciente de las sensaciones físicas", dice Romm. "La rosa y el ámbar tienen asociaciones con el amor y la sensualidad".

ALIMENTOS AFRODISIACOS

Cuando se trata de los afrodisiacos, hay muchas tradiciones populares pero casi nada de pruebas científicas. Sin embargo, da la casualidad que algunos de los alimentos que tradicionalmente se han utilizado como afrodisiacos son ricos en aquellas sustancias que necesita el cuerpo para funcionar sexualmente al máximo, dice la Dra. Cynthia Mervis Watson. Por lo tanto, considere incluir los siguientes alimentos en el menú de su próxima cena romántica.

Espárragos. Según el pensamiento medieval, hervir y comer este tallo delgado de color verde claro durante tres días consecutivos avivará el "apetito carnal" tanto en hombres como mujeres. Los profesionales en medicina china también valoran al espárrago. Lo consideran un tónico para los riñones. Según la medicina china, los riñones son los órganos responsables de regular la libido, lo cual sugiere que lo que es bueno para los riñones también lo es para la vida sexual.

Chocolate. El emperador azteca Moctezuma tomaba 50 vasos al día de chocolate endulzado con miel para mantener su virilidad. No hay que agarrar la onda azteca a tal extremo, pero sí puede aprovechar el chocolate. Este deleite es rico en el aminoácido llamado fenilalanina, el cual provoca que aumente el nivel en el cerebro del neuropéptido feniletila-

He aquí tres formas sencillas de "perfumar" sutilmente el aire con sensualidad: agregue unas cuantas gotas de su aceite esencial favorito a un anillo difusor (*diffuser ring*). Este accesorio de la aromaterapia se consigue en las tiendas de productos naturales. Se coloca sobre un bombillo (foco) y depende de su calor para liberar la fragancia. Más fácil aun, sólo agregue unas cuantas gotas de aceite esencial a una taza de agua tibia (el calor liberará el aroma), o ponga cinco gotas de aceite esencial y ½ taza de agua en un atomizador, después agite y rocíe en el aire, sugiere Romm.

Lleve el masaje a nuevas alturas. Los mismos aceites esenciales, al agregarse al aceite de masaje, le dan una nueva dimensión sensual a un masaje de todo el cuerpo antes de hacer el amor, dice Romm. "Usted

mina, un estimulante natural parecido a las anfetaminas que puede incrementar el deseo sexual.

Higos. Los antiguos griegos y romanos comían higos antes de cada orgía. Los higos contienen magnesio, un mineral necesario para producir las hormonas sexuales.

Miel. El término *luna de miel* se acuñó en la antigua Europa, donde los recién casados aumentaban su resistencia sexual con aguamiel (vino endulzado con miel) durante el primer mes de casados. Lo que sucede es que "*moon*" en el inglés antiguo significaba "*mes*", así que literalmente no se trataba de una luna de miel, sino de un mes de miel (y también de otras cosas, aparentemente). La miel le suministra al cuerpo una fuente de energía que se digiere y absorbe fácilmente.

Ostiones. Estos mariscos son ricos en el mineral cinc, que es un ingrediente clave para la producción de testosterona y, por tanto, para el desempeño sexual tanto en hombres como mujeres. El cinc también se encuentra en otros alimentos que comúnmente no se han considerado como afrodisiacos, por ejemplo, las legumbres, las semillas de calabaza (pepitas), las semillas de girasol, el ajo y las espinacas.

necesitará sólo unas cuantas gotas de aceite esencial para aromatizar un aceite para masajes", dice. "Por ejemplo, a 1 onza (30 ml) de aceite de jojoba (disponible en las tiendas de productos naturales), agregue un total de 8 ó 9 gotas de sándalo, rosa o ámbar, o una combinación de éstos". Masajéense el uno al otro de pies a cabeza; concéntrense primero en la relajación trabajando en los puntos de tensión, como la parte superior de la espalda, y después dejen que su tacto se vuelva más lento, más acariciante, e incluso excitante. Incluyan zonas erógenas como la corva de las rodillas y la parte interior de los muslos.

Tome té de damiana. La damiana (*Turnera diffusa*) tiene una antigua reputación como afrodisiaco en la medicina tradicional. "Parece reducir la ansiedad y abrir la puerta a la expresión sensual", observa Margi Flint, una herbolaria de Marblehead, Massachusetts.

Para hacer un té de damiana, ponga en infusión 1 cucharadita de hojas secas en una taza de agua hirviendo durante 10 minutos. También puede usar tintura de damiana (también conocida como extracto). "Si desea tomar la damiana (disponible en tiendas de productos naturales) en forma regular como un tónico, use entre 15 y 20 gotas de tintura 3 veces al día", observa Romm. "Para aumentar la pasión para un encuentro sexual, pruebe entre 20 y 30 gotas en un ¼ de taza de agua tibia, tomada aproximadamente una hora antes".

(*Nota*: una tintura o *tincture* es un líquido concentrado elaborado al mezclar una hierba con un líquido como alcohol o glicerina, el cual extrae las propiedades medicinales de la hierba. Las tinturas se consiguen en las tiendas de productos naturales en botellitas de 1 onza/30 ml.

Si desea, usted puede preparar sus propias tinturas en casa. Para hacer esto, en un frasco oscuro ponga hojas secas de cualquier hierba que quiera usar para preparar la tintura y viértales el líquido. La medida general que muchos herbolarios recomiendan es de 2 onzas/56 g de hojas secas por cada pinta/473 mililitros de líquido. Esto debe rendir más o menos 1 onza de tintura, lo que es la cantidad usual. No obstante, usted puede usar más o menos según sus necesidades. Por ejemplo, puede usar 1 onza de hierbas con ½ pinta de liquido; lo importante es que se base en la medida recomendada. Si desea usar alcohol, la bebida alcóholica que se usa más comúnmente para preparar tinturas es el vodka. Póngale una etiqueta al frasquito con el nombre de la hierba y la fecha para acordarse de qué es y cuándo lo preparó. Guarde el frasquito por seis semanas en un lugar seco y oscuro donde los niños no lo puedan alcanzar. Revise la mezcla cada cuantos días y agítela. No se preocupe si ha cambiado de color, eso es normal. Si nota que el nivel del alcohol está muy bajo, échele suficiente como para cubrir las hojas. Después de las seis semanas, cuele el material herbario y guarde la tintura en una botellita oscura. Para administrar la dosis, use un gotero. Puede conseguir botellitas oscuras para guardar tinturas con tapas de goteros en las tiendas de productos naturales).

Tome un té estimulante. Los sencillos estimulantes herbarios que fomentan la circulación sanguínea mejoran las sensaciones sexuales en las mujeres, observa Romm. "Ya que más sangre está fluyendo a la pelvis, usted se sentirá más excitada", observa.

¿Su receta? Hierva a fuego lento, durante 20 minutos, las siguientes hierbas en 2 tazas de agua: 1 cucharada de raíz de jengibre rallada, 7 a 10 clavos de olor, 2 ó 3 varas de canela, 4 ó 5 granos de pimienta negra y de 7 a 10 vainas de cardamomo. Cuele y agregue un poco de leche y miel para dar sabor. "Para darle un toque verdaderamente agradable, agregue un ¼ de cucharadita de vainilla. La vainilla viene de la familia de las orquídeas, y las orquídeas son flores increíblemente sensuales".

Beba el té después de una comida y vea lo que sucede, sugiere Romm. "Es especialmente bueno después de una agradable comida picante, que también hace que la sangre fluya", observa. "¿Qué podría ser mejor que tomar un baño tibio con hermosas velas, tomar este té juntos y luego ver qué resulta? Pero no tome este té antes de dormir. Es verdaderamente estimulante".

Para mejorar la pasión, pruebe las hierbas tónicas. Los herbolarios que incorporan la medicina tradicional china a su consulta pueden sugerir que las mujeres comiencen a aumentar su pasión con hierbas tónicas que fortalecen los riñones y las glándulas suprarrenales, dice Romm. "Entre los practicantes chinos, estos órganos se consideran como la base de la sexualidad".

Romm recomienda tomar dosis diarias de cualquiera de las siguientes hierbas: angélica, *dang gui* (*Angelica sinensis*), ginseng (*Panax ginseng*), agno casto (sauzgatillo, *chasteberry, Vitex agnuscastus*) o palmera enana (*Serenoa repens*) en forma de tinturas. "Use 1½ cucharaditas en un ¼ de taza de agua tibia, 2 veces al día", dice. "Usted puede tomarlas durante tres meses o más, ya que las hierbas tónicas pueden usarse en forma segura por períodos prolongados. Pero déle un descanso a su cuerpo. Un día a la semana no tome la hierba, y después tómela tres semanas y descanse una semana".

Agregue hierbas nutritivas. "Las hierbas que fortalecen el sistema de una mujer en general ayudarán con la sexualidad y la pasión", observa Romm. "Las hierbas como la ortiga (*Urtica dioica*) y el trébol rojo (*Trifolium pratense*) pueden usarse por períodos prolongados". Con el tiempo, Romm dice que una mujer que use estas hierbas podrá alcanzar

10 HIERBAS BUENAS PARA EL HOMBRE QUE AMA

Si usted es como muchas mujeres, encontrará que es quien cuida no sólo de su propia salud, sino también de la de su compañero. Y si usa hierbas, probablemente está deseosa de ponerlas en práctica para ayudar también a su compañero a mantenerse saludable. A continuación encontrará una breve lista de hierbas comunes y sugerencias que podrán ayudar al hombre de su vida a evitar o aliviar algunos problemas masculinos de salud comunes, incluyendo algunos que pueden afectar su relación e incluso su vida sexual.

Hierba	Nombre botánico	Poder curativo
Aceite de melaleuca (*tea tree*)	Especie *Melaleuca*	Alivia el pie de atleta al aplicarse a la piel
Ajo	*Allium sativum*	Puede ayudar a reducir el colesterol
Cardo de leche (cardo de María)	*Silybum marianum*	Puede proteger el hígado y regenerar las células hepáticas dañadas
Corazoncillo (hipérico)	*Hypericum perforatum*	Alivia la depresión de ligera a moderada
Escutolaria	*Scutellaria laterifolia*	Ayuda a aliviar la ansiedad y el estrés
Espino	*Crataegus oxycantha*	Dilata las arterias coronarias para ayudar a fortalecer el corazón
Ginseng	*Panax ginseng*	Puede ayudar a aliviar la fatiga y a incrementar la energía
Menta	*Mentha piperita*	Alivia la indigestión
Milenrama (real de oro)	*Achillea millefolium*	Ayuda a mantener saludables los órganos sexuales masculinos y el tracto urinario
Palmera enana (palmita de juncia)	*Serenoa repens*	Puede incrementar la cuenta espermática y mejorar la movilidad del esperma; ayuda a mantener la salud de la glándula próstata y es nutritiva para los órganos sexuales masculinos.

una sensación de bienestar y estabilidad emocional. También notará una mayor lubricación en su vagina. "Usted debe comenzar a sentir resultados aproximadamente en un mes", dice.

Entre sus favoritas para incrementar y sostener la pasión está la *ashwaganda* (*Withania somnifera*), una hierba que fortalece los riñones. "Agregue aproximadamente ½ cucharadita de polvo de *ashwaganda* a 1 taza de leche, caliéntela a punto de ebullición y después endúlcela con miel", dice. "Usted puede tomar esto diariamente". Sin embargo, no debe usar esta hierba durante el embarazo.

También puede probar con la *shatavari* (*Asparagus racemosus*). El nombre hindú de esta hierba india significa "la que posee 100 maridos", dice Romm. "Usted podría combinarla con la *ashwaganda* en leche, usando entre ½ y 1 cucharadita de *shatavari*. También puede mezclar esa cantidad de *shatavari* con un poco de miel y comérsela como una pasta dulce".

Para obtener más información sobre cómo conseguir hierbas y otros productos naturales, vea el glosario en la página 163 y la lista de tiendas en la página 167.

DESORDEN

Cuadre sus cosas de una vez

El asiento trasero de su auto parece un basurero. La ropa del armario de su habitación está como si hubiera pasado la noche revolcándose. El cajón superior del mueble del baño es un revoltijo de prendedores, cepillos, pinzas, tijeras, cortauñas, botellas medio vacías de humectante y 2,000 moneditas perdidas.

Ahora pasemos a la sala de su casa: revistas de hace dos años están regadas tanto por la mesa del centro (ratona) como por el piso. Zapatos y medias, arrojados la noche anterior, están por todas partes. El gato duerme profundamente sobre una sudadera arrojada después de una sesión en la bicicleta fija.

Esto es el desorden y, según las terapeutas, es una de las causas más insidiosas de la tension en la mujer hoy en día.

¿Cómo es que el desorden provoca tensión?

"Las mujeres sienten que el desorden las refleja en forma negativa", señala Susan M. Satya, Ph.D., una psicoterapeuta de la ciudad de Nueva York. La tensión es una reacción automática. "Después de innumerables mensajes de nuestra cultura, sentimos que atender, agradar y consolar a los demás, lo cual sin duda incluye crear un espacio agradable, es la responsabilidad de la mujer", dice la Dra. Satya. Cuando entramos en una habitación llena de zapatos, libros, bolsas y papeles —los productos de nuestra ocupada existencia— con frecuencia nos sentimos inconscientemente inquietas y abrumadas. Nuestro nivel de tensión aumenta, nuestra autoestima baja y nuestro estado general de salud y bienestar se hace añicos. "La única forma de evitar esta reacción es hacer los quehaceres que le correspondan y esperar que los demás también hagan su parte", explica la Dra. Satya. Además, ella dice que debe recordar que "su valor personal tiene muchas facetas (o sea, no sólo se deriva de cuán ordenada esté su casa) y el desorden refleja una vida activa e interesante".

No obstante, es innegable que el desorden dificulta realizar la abrumadora cantidad de actividades que hacemos día tras día. "La vida resulta más fácil si una sabe dónde está colocado todo", afirma Marjorie Hansen Shaevitz, directora del Instituto para la Familia y las Relaciones

Laborales en La Jolla, California. Por lo tanto, el desorden significa que las cosas no están en su lugar y que usted tendrá que pasar bastante tiempo buscándolas.

Consejos gratis

¿Sabía que se puso de suerte al comprar este libro? Resulta que las expertas en controlar el desorden normalmente cobran una cantidad enorme por cada hora de ayuda para organizar lo desordenado. Afortunadamente nosotras pudimos sacarles al menos unas cuantas ideas que usted puede aprovechar sin costo alguno.

Ataque sólo un área problemática. "Deshacerse del desorden es como bajar de peso", señala Stephanie Schur, una de las fundadoras de la Asociación Nacional de Organizadores Profesionales en White Plains, Nueva York. "Los 10 ó 15 libras (5 u 8 kg) que tiene que bajar parecen algo imposible, pero cuando divide el total en metas más pequeñas, como por ejemplo bajar 2 libras a la semana, ya no lo es tanto."

Para conquistar el desorden, recorra la casa entera, decida qué área la molesta más y empiece por ahí, sugiere Schur. Cuando haya terminado con ese lugar, vaya abarcando, poco a poco, el resto de su hogar.

Programe un día para arreglar el desorden. Anote una cita en su agenda personal o en el calendario de la cocina para ordenar el reguero, como si programara una con el médico, indica Schur. Así le resultará más difícil dejarlo para luego.

Elija su mejor hora para trabajar. ¿En qué momento del día tiene más energía? ¿A las 8:30 de la mañana? ¿A medianoche? Trabaje cuando tenga la máxima cantidad de energía, indica Schur. Es más probable que termine lo que empiece.

Respete la regla de las cuatro horas. No intente acabar con un desorden enorme de un solo golpe, expresa Schur. Trabaje un máximo de cuatro horas. Además, asegúrese de que programe los últimos 30 minutos de esas 4 horas para llevarse los objetos a reciclar, regalar, tirar o guardar en otra parte.

Cómprese enseres para organizar. En casi cualquier almacén (tienda de departamentos) o ferretería podrá encontrar *organizers*, unos enseres para ordenar las cosas en su auto, sus armarios, sus CD, sus videos, su escritorio, sus anaqueles, sus cosméticos, sus baños y hasta los objetos que tenga debajo de la cama. Si no los encuentra en las tiendas, busque en un catálogo sobre la organización y encontrará una amplia variedad de accesorios diseñados específicamente para arreglar cualquier tipo de desorden, sugiere Schur.

Emplee canastas en las áreas de mayor desorden. Las canastas son magníficas para acabar con el desorden, además de ser decorativas, afirma Schur. Coloque una junto al televisor para guardar las guías de TV y los controles remotos, otra junto a la silla donde generalmente se sienta a leer, de tal manera que ahí guarde las revistas y los periódicos, y así sucesivamente. Otros puntos estratégicos donde puede ubicarlas son al pie de la escalera, en las entradas de los dormitorios (recámaras) de los niños o el cuarto de juegos y la mesa de la cocina.

Clasifique y tire la correspondencia inservible. Al revisar la correspondencia, párese junto a un basurero o un cesto de reciclaje y, con el abrecartas en mano, vaya clasificándola, sugiere Schur. Guarde las facturas, los estados de cuenta del banco y las cartas y ponga los catálogos y las revistas que quiera leer más tarde en el lugar que tiene destinado para eso.

Coloque ganchos detrás de las puertas. Cuelgue las corbatas, las bufandas, los cinturones y las bolsas para zapatos en la parte interior de las puertas del armario de su habitación, propone Schur. Por otro lado, haga lo mismo con las cucharas medidoras, los especieros, las tapas, las agarraderas o incluso las tiras para cuchillos y cuélguelos en la parte interior de las puertas de las alacenas de la cocina.

DIVORCIO

Sugerencias para sobrellevarlo lo mejor posible

Pregúntele a cualquier mujer que haya pasado por un divorcio, y ella probablemente lo describirá como una de las experiencias más dolorosas de su vida. Aun cuando un matrimonio ha sido difícil o imposible, el terminarlo crea una dolorosa secuela emocional para todos, especialmente cuando hay niños involucrados. Y esta secuela literalmente puede durar años.

"Superar un divorcio requiere tiempo", explica Constance Ahrons, Ph.D., profesora de Sociología en la Universidad del Sur de California en Los Ángeles. "La única forma de sobreponerse al dolor y al enojo es llorar por las pérdidas, quizá durante dos a cinco años". Mientras más tiempo haya estado casada, más largo será el proceso de tristeza.

En muchos aspectos, enfrentarse al hecho de que se ha divorciado es como enfrentarse a la muerte de un ser amado. "El divorcio es la muerte de un sueño, su visión de lo que sería su matrimonio y su futuro", observa la Dra. Ahrons.

Además del proceso de tristeza inicial, el divorcio puede tener efectos a un plazo aún mayor en su vida personal. Por ejemplo, usted puede caer en depresión.

Con todo su bagaje emocional y secuelas, el divorcio marca una transición importante en la vida de una mujer. Sin embargo, algunas veces empezar de nuevo es la única solución cuando una relación está irreparablemente dañada. Si sus vínculos maritales se están deshaciendo, hágase a usted misma las siguientes preguntas, sugiere Diane Medved, Ph.D., una psicóloga de Seattle, Washington.

1. ¿Es usted incapaz de funcionar por estar en una relación extenuante, distante o insoportable?

2. ¿Busca usted cualquier oportunidad posible para estar lejos de su cónyuge?

3. ¿Preferiría estar sola por el resto de su vida que continuar su matrimonio?

4. ¿Sus valores son completamente incompatibles con los de su cónyuge? (Por ejemplo, usted desea la monogamia y él no; usted desea niños, pero él no).

Si su respuesta fue afirmativa a cualquiera de estas preguntas, su matrimonio está en problemas. Dos o tres respuestas afirmativas significan que el divorcio es una posibilidad real, pero usted aún tiene esperanza. Si su respuesta fue afirmativa a las cuatro preguntas, el divorcio podría ser su única opción. En cualquiera de estos casos, usted debe encontrar a un buen consejero matrimonial que considere el divorcio como una última opción lamentable, aconseja la Dra. Medved.

Prescripciones para remendar su relación

Si usted y su cónyuge dedican tiempo a arreglar sus problemas a la primera señal de que la intimidad entre ustedes se ha perdido, podrían salvar su matrimonio, dice John R. Mondschein, un abogado en Allentown, Pensilvania, que se especializa en divorcios. "Las parejas que entran a terapia matrimonial mucho tiempo después de que han dejado de comunicarse tiene problemas", observa. La persona que inicia el divorcio quizás haya pensado en ello durante años y finalmente se decidió a hacerlo. "Lo mejor es entrar a la terapia antes de llegar a estas alturas", aconseja Mondschein. "Y tiene que encontrar a un consejero matrimonial que desee apoyar su matrimonio en lugar de ayudarla a salir de él". Estas estrategias pueden ayudarla a obtener el máximo beneficio de sus sesiones de terapia.

Consiga un consejero por recomendación. A la hora de buscarse un buen consejero, consulte a las personas en quienes más confíe, como sus amigas íntimas, su doctora, su abogado o quizás su confesor. Según Mondschein, "la recomendación es la mejor forma de encontrar a un consejero matrimonial efectivo, ya que la mayoría de los estados no tienen requisitos de certificación y no regulan la industria".

Siga con las sesiones. Continúe asistiendo a las sesiones de terapia aunque sean difíciles o dolorosas. Entienda que el reparar un matrimonio requiere tiempo, trabajo duro y compromiso. Durante la terapia, quizá no siempre le agrade lo que escuche, dice Mondschein.

Busque otro. Encuentre a otro consejero matrimonial si no se siente a gusto con el que está consultando o si no ha visto mucho progreso después de varias visitas. A veces un consejero matrimonial en particular no es la mejor opción para usted y su cónyuge. Esto no significa que usted deba abandonar la terapia. Simplemente haga la prueba con alguien más.

Tips para lograr una separación amistosa

Hablar no ha ayudado. La terapia tampoco. Usted y su esposo pelean constantemente o han dejado de comunicarse. Sus hijos se sienten confundidos y heridos. Sin lugar a dudas no hay forma de rescatar su matrimonio.

La forma en que inicie su divorcio e interactúe con su esposo mientras su matrimonio se deshace, ayudará a determinar la rapidez con la que comience a sanar emocionalmente. "Recuerde que el tiempo todo lo cura", dice la Dra. Ahrons. "Hay vida después del divorcio".

Mientras tanto, ponga en práctica las siguientes tácticas para evitar parte del dolor de su separación.

Menciónele el tema del divorcio a su esposo. "En la mayoría de los casos la mujer inicia la discusión del divorcio", dice la Dra. Ahrons. "Simplemente mencionar la palabra *divorcio* puede ser un momento decisivo en una relación." De hecho es suficiente para dar lugar a que algunas parejas busquen terapia matrimonial. "Llámela terapia de choque", agrega Mondschein.

No cree una crisis. No debe crear una crisis marital para tener una razón para divorciarse. "Aun cuando tenga que soportar un matrimonio doloroso, quizás usted no esté dispuesta a terminar con él a menos que una crisis la obligue a hacerlo", explica la Dra. Ahrons. Y si dicha crisis no existe, usted podría tratar inconscientemente de crear una.

Suponga que uno de ustedes pasa mucho tiempo fuera de casa, ya sea en la oficina o en viajes de negocios. Esto crea una distancia emocional que puede llevar a la otra persona a tener una aventura extraconyugal. La aventura se convierte entonces en la razón para un divorcio, aunque el problema real sea la desaparición de la intimidad en su matrimonio.

Prepárese. Un torrente de emociones se desencadenará en cuanto usted y su esposo convengan formalmente en separarse. Lea artículos sobre el divorcio, hable con los miembros de su familia y amistades que hayan experimentado lo que usted está a punto de pasar. Considere entrar a un grupo de apoyo.

La separación inicial quizás sea el momento más doloroso de todo el proceso de divorcio. Usted debe hablar con sus hijos, decidir quién se quedará con qué y enfrentarse a la realidad de que usted estará sola. "Cuando uno de los dos se muda, usted comienza a darse cuenta de cuánto va a extrañar a su compañero. Quizás usted sienta una sensación abrumadora de soledad y pérdida", observa la Dra. Ahrons. Pero no confunda estas emociones con el amor, advierte Mondschein. Muchas parejas se reconcilian en este punto únicamente para separarse de nuevo, debido a que interpretan incorrectamente los sentimientos que experimentan.

¿CUÁNDO SE DEBE TIRAR LA TOALLA?

En ocasiones, incluso la mejor asesoría no puede salvar un mal matrimonio. Los siguientes tres factores hacen que el divorcio sea prácticamente inevitable, dice Diane Medved, Ph.D., una psicóloga de Seattle, Washington.

Adicción crónica o abuso de sustancias. Si su esposo tiene problemas con el alcohol o las drogas pero se niega a buscar tratamiento, a usted no le queda más opción que terminar con el matrimonio, dice la Dra. Medved. Lo mismo pasa si su esposo ha estado en un programa de tratamiento tras otro sin tener éxito, y no ha sucedido nada importante para cambiar su pronóstico futuro.

Psicosis. El espectro de la enfermedad mental puede ser desde leve hasta severo y permanentemente perturbador, según la Dra. Medved. La buena noticia es que muchas afecciones que antes se pensaban incurables ahora se controlan satisfactoriamente con medicamentos. Si su esposo está en tratamiento, usted debe tratar de estar con él hasta que se hayan agotado todas las opciones médicas, aconseja. Pero si su esposo padece de una psicosis —una incapacidad para reconocer la realidad y comunicarse con otros— junto con una carencia prolongada de afecto o deseo de continuar con el matrimonio, quizás su única opción sea cortar los lazos matrimoniales y seguir adelante con su vida.

Abuso físico o emocional. Si usted ha sido víctima de cualquier clase de abuso por parte de su esposo, busque ayuda inmediatamente. "Nadie debe permanecer en un matrimonio en el que su bienestar físico o mental está en peligro", dice la Dra. Medved.

"Por otra parte", agrega la Dra. Ahrons, "muchas mujeres experimentan una inmensa sensación de libertad, liberación y alivio al momento de la separación".

Contrate a un buen abogado. Asegúrese de que su abogado sólo trabaje con divorcios y cuestiones relacionadas con ellos, como la división de bienes, las pensiones y la custodia y manutención de los hijos. Reúnase con cada uno de los candidatos para determinar cuál considera usted que será el más sensible a sus necesidades, sugiere Mondschein. Esto significa proporcionar un buen servicio al cliente, además de una representación dinámica.

La American Academy of Matrimonial Lawyers (Academia Estadounidense de Abogados Matrimoniales) puede ponerla en contacto con abogados especializados en divorcios que ejerzan en su área. Para obtener más información, póngase en contacto con la organización en 150 North Michigan Avenue, Suite 2040, Chicago, IL 60601.

Cómo contratar a un buen mediador

Si usted y su esposo se separan en una forma poco pacífica, usted podría enfrentarse a un costoso divorcio de confrontación, que puede llevarse mucho tiempo y agotarla emocionalmente. La mediación puede ayudarlos a los dos a resolver mutuamente todos sus asuntos, desde arreglos financieros hasta cuestiones relacionadas con la custodia, dice Mondschein. "Le brinda la oportunidad de preguntarse a sí misma cómo desea que sea su relación con su esposo una vez que el matrimonio haya terminado".

"La mediación generalmente no produce más cicatrices", conviene la Dra. Ahrons. "Les enseña a usted y a su futuro exmarido cómo usar sus habilidades de negociación y resolución de problemas. También les da la oportunidad de decidir qué clase de relación de padres desean tener el uno con el otro por el resto de sus vidas". Además, la mediación probablemente sea mucho menos costosa que un divorcio tradicional.

Si se deciden por la mediación, usted y su esposo asistirán a entre cinco y diez sesiones facilitadas por un tercero objetivo. "La mayoría de los mediadores tienen antecedentes en derecho, psicología o trabajo social", observa Mondschein. Para asegurarse de contratar a alguien que sea competente y calificado, él ofrece los siguientes *tips*.

Elija a un mediador que cuente con la experiencia adecuada. Si su divorcio implica complejas cuestiones financieras (si una gran cantidad de dinero está involucrada o alguno de ustedes trabaja por cuenta propia), usted deseará un mediador que tenga conocimientos de contabilidad además de legales. Si sus intereses maritales son más emocionales que financieros o implican principalmente a sus hijos, usted probablemente se beneficie más con un mediador que tenga conocimientos en psicología además de derecho.

La Academy of Family Mediators (Academia de Mediadores Familiares) puede recomendarle a un mediador con la capacitación adecuada para su situación específica. Póngase en contacto con la organización en 4 Militia Drive, Lexington, MA 02173.

Pida referencias. Dígale a su posible mediador que le proporcione nombres de algunos abogados que hayan representado a sus clientes. Después póngase en contacto con estos abogados y pídales específicamente sus impresiones sobre las habilidades de negociación del mediador, sugiere Mondschein.

Averigüe. Si cuestiones de bienes o de custodia infantil son puntos importantes para usted, pregúntele al posible mediador cuántos divorcios complejos ha negociado que hayan involucrado esas cuestiones. "Usted necesita a alguien que tenga bastante experiencia en manejar situaciones que sean similares a la suya", observa Mondschein.

Acuda a su abogado. Consulte a su abogado antes de las sesiones de mediación y durante las mismas. En tanto que el mediador no participa directamente en las sesiones, su abogado desempeña un papel muy importante en el proceso de mediación. Puede ayudarla a asegurar que toda la propiedad haya sido identificada y valorada correctamente. También es el responsable de redactar el convenio al que lleguen usted y su esposo.

Enojo

Cómo conquistar la cólera

Es la hora de cenar, cuando se supone que la familia se va a reunir para disfrutar tanto de un rico platillo como del hecho de que están juntos, todos hablando amablemente entre sí y muy felices. Por lo menos así se ven las familias de la tele. Desafortunadamente, esto dista mucho de la realidad en muchos hogares. Los niños se están peleando, su esposo se está quejando de que el arroz no quedó bien y el perro está chillando para que le den de la mesa. Y usted, cansada porque trabajó ocho horas para después verse obligada a ser la cocinera, la camarera y la árbitra a la vez, tiene los nervios de punta. Antes de que empiece a regañarse por ser mala madre o mala esposa, le convendría saber que sentirse estresada, irritable y hasta enojada a la hora de la cena es perfectamente normal, especialmente para las mujeres.

"La hora de la cena es difícil para las mujeres, ya sea que trabajen dentro o fuera de su hogar", dice Sandra P. Thomas, R.N., Ph.D., profesora de Enfermería en la Universidad de Tennessee en Knoxville. "Usted siente todo el estrés que se ha acumulado a lo largo del día. Está cansada y hambrienta y está tratando de llevar la comida a la mesa. Además, su esposo e hijos probablemente están igual de cansados y malhumorados que usted". Juntos, estos factores crean un campo fértil para el enojo.

El enojo, una emoción que puede abarcar desde el desagrado hasta la cólera, generalmente estalla cuando usted se siente apresurada, cansada, hambrienta, enferma o simplemente tiene mucho

---

AVISO MÉDICO

El enojo es una emoción poderosa que a veces puede salirse de control. Usted debe buscar asesoría profesional si sus enojos son demasiado frecuentes, demasiado intensos o demasiado prolongados, interrumpiendo su vida personal o profesional o llevándola a hacerse daño a sí misma o a otros, dice Sandra P. Thomas, R.N., Ph.D., profesora de Enfermería de la Universidad de Tennessee en Knoxville.

que hacer. "Cuatro de estas cinco condiciones convergen frecuentemente a la hora de la cena", observa Susan Heitler, Ph.D., una psicóloga clínica en Denver, Colorado.

Otras circunstancias también pueden provocar un arranque de ira, dice la Dra. Thomas, quien dirigió el primer estudio a gran escala sobre el enojo en las mujeres. Aun las mujeres más tranquilas con frecuencia se sacan de quicio cuando no se les escucha o se les toma en cuenta, cuando desean cambiar una situación pero no pueden, cuando se les miente o se les engaña o cuando ellas o sus seres amados son heridos por una injusticia. ¿Qué es lo que más rabia da a las mujeres? La impotencia, o sea, "cuando usted desea que alguien o algo cambie y no puede lograr que suceda", según la Dra. Thomas.

Naturalmente, la forma en que usted exprese ese enojo puede tener un impacto importante en su salud, dice Aron Siegman, Ph.D., profesor de Psicología de la Universidad de Maryland en Baltimore. "La repetida expresión de auténtico enojo, complementada con gritos, puños cerrados y una voz elevada, está entre los principales factores de riesgo de enfermedad coronaria en los hombres", observa. "Aun cuando las mujeres tienden a expresar su enojo en forma más sutil e indirecta, dicha conducta las pone en riesgo de sufrir una enfermedad coronaria".

Si usted le da rienda suelta a su ira gritando y peleando, su presión arterial sube de manera espectacular. "Es por eso que el enojo crónico podría literalmente matarla", dice el Dr. Siegman. De hecho, las investigaciones que involucran a hombres y mujeres han demostrado que un episodio de enojo incrementa el riesgo de tener un ataque cardíaco a más del doble durante las dos horas que siguen al arranque.

Hay que reconocer que esto quizá no signifique mucho para las mujeres sanas de entre 30 y 45 años de edad, para quienes los ataques cardíacos son extremadamente raros, dice el Dr. Murray Mittleman, profesor auxiliar y director de Epidemiología en el Centro Médico Beth Israel Deaconess en Boston, Massachusetts. Aun así, los psicólogos están de acuerdo en que sentir y expresar enojo con frecuencia no es especialmente saludable, ni para usted ni para quienes la rodean.

Estratagemas para no enfurecerse

Cuando usted sienta que el enojo comienza a acumularse, resista el impulso de gritar. El enojo ventilado en esta forma no dará ningún resultado positivo y, a largo plazo, podría traer graves consecuencias físicas y emocionales. En lugar de eso, pruebe estas tácticas para manejar el enojo.

PIÉNSELO DOS VECES

Si usted tiende a tener arranques de ira, pensar las cosas dos veces puede ayudarla a frenarlos. El pensar las cosas dos veces es una técnica de manejo del enojo desarrollada por un panel de educadores y psicólogos bajo los auspicios del Instituto para Iniciativas de Salud Mental, una fundación educativa no lucrativa con sede en Washington, D.C.

Fue diseñada originalmente para enseñar a los padres no solamente a manejar su enojo, sino también a ayudar a sus hijos a manejar el *suyo*.

Pero los expertos dicen que cualquiera puede beneficiarse del pensar dos veces las cosas. Las mujeres en particular pueden beneficiarse mucho de aprender a manejar su enojo con efectividad.

¿Por qué? Porque puede mejorar su autoestima y darle una gran sensación de control sobre su vida, dice Suzanne Stutman, una psicoterapeuta y presidenta del Instituto para Iniciativas de Salud Mental.

La siguiente vez que usted sienta que la sangre le hierve, pruebe el enfoque femenino para el enojo: pensar dos veces las cosas.

Reconozca el enojo en usted y en otros. La fatiga, la vergüenza, el estrés o el temor pueden desencadenar el enojo.

Identifíquese con la otra persona. Si usted estuviera en su lugar, ¿cómo se sentiría?

Piense sobre la situación en forma diferente. ¿Puede encontrar algo de humor en ella? ¿Hay otro lado de la historia?

Escuche lo que se está diciendo. ¿Por qué está enojada la otra persona? ¿Qué provocó su ira?

Integre el amor y el respeto con una expresión honesta de su enojo.

Observe la reacción de su cuerpo al enojo. Respire pausadamente y relaje los músculos tensos.

Mantenga su atención en el problema presente. No deje que surjan viejas rencillas.

Respire lenta y profundamente. Es mejor que sólo aire, y ninguna palabra, salga de su boca. Mantenga la mente enfocada en su respiración hasta que se sienta lo suficientemente tranquila para manejar la situación en forma racional, dice la Dra. Thomas.

Inhale e inhiba la ira. Los aromaterapeutas consideran que la rosa es el remedio clásico contra el enojo, dice el Dr. Alan Hirsch, director neurológico de la Fundación para la Investigación y el Tratamiento del Olfato y el Gusto en Chicago. Pues ponga dos gotas de aceite esencial de rosa en un pañuelo y después inhale la esencia durante uno a tres minutos. Usted puede comprar los aceites esenciales en tiendas de productos naturales y en algunas tiendas especializadas en artículos para baño y belleza.

Cuente hasta diez. Contar es un viejo recurso para manejar el enojo, pero funciona. Le da tiempo para formular una reacción adecuada a la situación, dice la Dra. Thomas.

Camine de 10 a 15 minutos. Caminar libera la tensión corporal que se acumula cuando usted está enojada. Si usted está en el trabajo, dé una vuelta a la manzana o baje y suba las escaleras. Si está en su hogar, tome el trapeador o la aspiradora y limpie mientras se tranquiliza, dice la Dra. Thomas.

Cree una "zona de parachoques". O sea, trate de distanciarse temporalmente de la persona o el problema que le ha provocado el enojo. Por ejemplo, si sus hijos están discutiendo mientras usted trata de preparar la cena, dígales que necesita la cocina para usted sola un rato, sugiere la Dra. Thomas.

"Les digo a las mujeres que se escondan debajo de una roca hasta que se sientan más tranquilas y puedan identificar mejor el origen de su enojo", dice Harriet Lerner, Ph.D., una psicóloga en la Clínica Menninger en Topeka, Kansas. Quizás no sea para tanto en su caso, pero sí es importante crear ese espacio, esa distancia de la situación, para evitar que el conflicto se empeore y se torne feo.

Recomendaciones para la resolución productiva de problemas

Una vez que se haya tranquilizado un poco, podrá mejor considerar qué salió mal y por qué reaccionó de esa forma. Aquí le damos algunas sugerencias de los expertos sobre cómo proceder.

Acepte su enojo. "Usted tiene todo el derecho del mundo a sentirse de esta forma cuando otras personas la han tratado injustamente", observa la Dra. Thomas. Cuando usted pueda reconocer sus emociones, su enojo disminuirá efectivamente.

Programe una cita para analizar un problema. Esto funciona especialmente bien en el lugar de trabajo, donde las crisis surgen rutinariamente al final del día, justo cuando todos se sienten cansados y de mal humor. Elija una fecha, hora y lugar para reanudar su discusión. Y asegúrese de apegarse a ella, recomienda la Dra. Thomas.

No tenga pelos en la lengua. Si alguien la ha hecho enojarse, dígale a esa persona cómo se siente. Usted puede decir algo como: "Estaba tan enojada contigo que tuve que salir a caminar. Ahora estoy más tranquila y podemos hablar". Según la Dra. Thomas, este enfoque desarma a la otra persona y la pone en una mejor disposición para escucharla.

Hable lenta y suavemente. "La investigación ha demostrado que durante una confrontación, la persona que discute en voz alta y con rapidez experimenta grandes fluctuaciones en su presión arterial, contrariamente a la persona que discute en forma tranquila y pausada", observa el Dr. Siegman. Mantener la voz baja tiene otra ventaja: persuade sutilmente a la otra persona de bajar el volumen un poco. Entonces los dos podrán discutir la situación en forma más racional.

Sea específica sobre lo que espera de la otra persona. No diga sólo lo que quiere sino también cuándo lo quiere, aconseja la Dra. Thomas. Por ejemplo, si usted está enojada porque su hija adolescente no ha hecho sus quehaceres de la semana, podría decirle: "Quiero que tu dormitorio (recámara) esté limpio para las 5:00 P.M.". El planteamiento directo elimina cualquier ambigüedad sobre sus expectativas. También prepara el camino para el análisis en lugar de la confrontación.

Aléjese de una situación que esté fuera de control. Simplemente dígale a la otra persona que quiere quedarse sola un rato, sugiere la Dra. Thomas. Después vaya a algún otro lugar hasta que tenga oportunidad de calmarse.

Posponga su discusión hasta la mañana. El viejo refrán de no irse a la cama enojado no se aplica necesariamente a todos. "Cuando usted se siente cansada puede tener dificultades para resolver un problema", observa la Dra. Thomas. Así que en lugar de ello desarrolle un plan de acción antes de acostarse. Dígase a sí misma que hablará con su esposo en la mañana o con su colega tan pronto como llegue al trabajo. Esto le permitirá suprimir el enojo de manera que tendrá una noche de reposo. Cuando se despierte a la mañana siguiente, estará descansada y se sentirá mejor.

Posponga su discusión un par de días. Con esperar usted se dará la oportunidad de distinguir entre lo que necesita mencionar y lo que puede olvidar, dice la Dra. Lerner. También le dará tiempo para pensar sobre el problema, en lugar de reaccionar emocionalmente.

ESTRÉS

Cómo bajar los nervios que están de punta

El tráfico diario. Las fechas límite en el trabajo. Las riñas familiares. Los adolescentes rebeldes. Las enfermedades. Las cuentas. Son cosas de la vida y ya estamos acostumbradas a ellas. Sin embargo, a veces se pueden acumular y resultar en muchísimo estrés que muy fácilmente puede tumbarla del caballo. Desafortunadamente es casi imposible evitarlo. El estrés es parte de ser una mujer. "Las mujeres probablemente están bajo más estrés que nunca", dice Camille Lloyd, Ph.D., profesora de Psiquiatría en la Universidad de Texas en Houston. En el trabajo tenemos más responsabilidades, pero menos seguridad laboral. Hacemos malabarismos con las exigencias de nuestro jefe, nuestros hijos y nuestro esposo. Nuestras relaciones son menos seguras; tan sólo hay que mirar la tasa de divorcios para comprobar eso. Y tenemos una menor probabilidad de tener una familia extensa y amigos de toda la vida en quienes apoyarnos, porque hoy en día la gente se muda más por cuestiones de trabajo o por otro asunto.

Aunque las expertas afirman que un buen sentido del humor nos ayuda a sobrellevar el estrés, este problema no es nada cómico para las que lo sufren. Siempre que usted está llena de tensión y ansiedad, sus glándulas suprarrenales, que se encuentran encima de sus riñones, bombean hormonas que causan estrés, como la adrenalina y el cortisol, las

---

AVISO MÉDICO

El estrés puede contribuir a graves problemas de salud, como la enfermedad cardíaca y el abuso de alcohol. No dude en llamar a su doctor si experimenta síntomas relacionados con el estrés, como:

- Pulso acelerado
- Mareos
- Dolores de cabeza graves
- Dolor crónico de cuello o espalda
- Ansiedad
- Depresión

Si el estrés la está llevando a beber o su forma de beber se convierte en un problema, también puede llamar a su sección local de Alcohólicos Anónimos.

RECETA HERBARIA
PARA ALIVIAR EL ESTRÉS

Para ayudar al cuerpo a resistir los estragos del estrés, Glenn Gurman, un herbolario de Norwich, Vermont, recomienda un nutritivo tónico agridulce. Debe tomarse cada mes, una semana antes y dos semanas después de su menstruación, durante aproximadamente tres o cuatro meses. Deje de tomar el tónico si siente que le va a dar un resfriado (catarro), dice Gurman. "De otra forma, el resfriado afectará más su sistema", agrega.

En esta fórmula, el *dang shen*, o *codonopsis*, y el *bai zhu*, o *atractylodes*, son hierbas chinas; el *chen pi* es la cáscara seca y añeja de la naranja.

2	cuartos de galón (1.9 l) de agua
1	onza (28 g) de ortiga seca
1	una cucharada de raíz de lengua de vaca seca
4 ó 5	piezas (de 5 pulgadas o 13 cm de largo) de *dang shen*
4	rebanadas de *bai zhu*
½	cucharadita de *chen pi*
1	rebanada delgada y pequeña de raíz de *dang gui*

Si generalmente siente calor con más frecuencia que frío, agregue un poco de menta de cualquier tipo a esta receta. Si generalmente siente más frío que calor, agregue un poco de jengibre y un poco de canela.

Ponga las hierbas y el agua en un vaso o recipiente de vidrio, cubra y caliente a fuego lento, sin hervir, durante al menos 25 minutos. Cuélelas. Tome una taza con su desayuno y otra con el almuerzo. Refrigere la fórmula en el recipiente y hiérvala a fuego lento cada vez que la vaya a usar; debe haber suficiente para una semana. No coma productos lácteos, verduras frías o germinados con esta fórmula, dice Gurman, y no use este tónico si está embarazada.

Las hierbas chinas usadas en esta fórmula están disponibles por correo. Para obtener más información sobre cómo conseguir hierbas y otros productos naturales, vea el glosario en la página 163 y la lista de tiendas en la página 167.

cuales le dan a nuestro cuerpo el arranque de energía que necesita para escapar del peligro. A largo plazo el estrés causa niveles crónicamente elevados de hormonas que producen estrés, lo que puede debilitar su sistema inmunológico, afectar su corazón y sus vasos sanguíneos, desgastarla y hacerla mucho más susceptible a las enfermedades.

Afortunadamente hay mucho que se puede hacer para "desestresarse", tanto truquitos de relajamiento como remedios herbarios. Por lo tanto, trate de tener calma, que nuestros expertos le han preparado una ensaladita de estrategias que eliminan el estrés.

Deténgase. El estrés es más dañino si es implacable. Incluso unos pocos momentos de relajación pueden ayudar considerablemente, dice Susan Heitler, Ph.D., una psicóloga clínica de Denver, Colorado.

"Tome minidescansos entre las comidas", dice. "Si está en el trabajo y comienza a sentirse estresada, levántese y estírese o converse con una colega por un rato". Si está en su hogar, tome un descanso en una habitación tranquila.

Dése un descanso más prolongado por lo menos una vez al día, recomienda la Dra. Sharon Greenburg, Ph.D., una psicóloga que tiene su consulta privada en Chicago, Illinois. "Si usted tiene hijos, reserve un tiempo para usted para leer una revista, ver televisión o simplemente no hacer nada". Ese tiempo puede ser cuando los niños estén tomando la siesta, en la escuela o jugando solos, dice.

Respire profunda y pausadamente. Los estudios encuentran que la respiración rápida y superficial puede contribuir a causar ansiedad, ataques de pánico, fobias, estrés e incluso depresión, dice Robert Fried, Ph.D., profesor de Psicología en la Universidad Hunter en la ciudad de Nueva York. La respiración superficial deja su cuerpo hambriento de oxígeno y desencadena cambios fisiológicos que afectan su humor, dice el Dr. Fried.

Ciertos ejercicios la ayudan a respirar en forma más lenta y profunda desde la parte inferior de su abdomen, contrarrestando las emociones negativas y el estrés, dice el Dr. Fried. Una forma sencilla de corregir su respiración es recostarse, poner un libro en su estómago y observarlo cuidadosamente. Si usted está respirando profundamente desde su abdomen, que es como debe hacerlo, el libro deberá subir cuando usted inhale y bajar cuando exhale.

Abra la boca. Si tiene más cosas que hacer de lo que realmente puede o muy poco control sobre su horario para hacer las cosas, no se quede callada, aconseja Deborah Belle, Ed.D., profesora de Psicología en la Universidad de Boston en Massachusetts.

UNA TINTURA ANTIESTRÉS

Cuando esté enfrentando un período de estrés muy severo, pruebe esta tintura nervina recomendada por Glenn Gurman, un herbolario de Norwich, Vermont. "Usted debe sentir sus efectos calmantes en dos días. Si no siente efectos positivos después de un par de semanas, consulte a un herbolario o a un practicante calificado del cuidado de la salud".

½	onza (14 g) de corteza de viburno
1	onza (28 g) de manzanilla
⅛	onza (4 g) de raíz de jengibre seco o fresco
1	onza de *gotu kola*
½	onza de toronjil (melisa)
1	onza de lúpulo
½	onza de escutolaria
¼	onza (7 g) de *gou qi zi*
8–10	*da zao* (dátiles chinos)
⅛	onza de *suan zao ren*
⅛	onza de *zhi zi*
	Vodka

Combine las hierbas en un envase de conservas de ½ galón (2 l) y llénelo con suficiente vodka para cubrir las hierbas dos pulgadas (cinco cm) por arriba. Ponga la mezcla en un lugar tibio y obscuro durante al menos dos semanas. Mientras más deje remojar la mezcla, más fuerte será. Escurra lo suficiente para llenar una botella de tintura y use conforme la necesite para períodos cortos de estrés intenso, hasta cuatro gotas cuatro veces al día en un poco de agua caliente, dice Gurman. Como alternativa, podría usar unas cuantas gotas en la lengua si lo necesita. No use esta tintura si está embarazada o antes de manejar maquinaria pesada, agrega.

Las hierbas chinas usadas en esta fórmula están disponibles por correo.

Para obtener más información sobre cómo conseguir hierbas y otros productos naturales, vea el glosario en la página 163 y la lista de tiendas en la página 167.

En el trabajo, hable con su jefe. Quizá no tenga idea de que usted tiene una sobrecarga de trabajo o de que sus obligaciones son tan ambiguas que usted pasa una hora extra todos los días tratando de averiguar qué es lo que se espera de usted, dice la Dra. Belle. También puede consultar a sus colegas para averiguar si ellos han manejado situaciones similares y cómo lo hicieron.

"En el peor de los casos usted se sentirá menos impotente después de haber hablado, y esa sensación de control puede reducir en forma importante el impacto negativo del estrés", dice la Dra. Heitler.

En su hogar, hable con su esposo. "En las relaciones, una comunicación deficiente con frecuencia es una fuente de estrés", dice Rosalind Barnett, Ph.D., una psicóloga clínica de Cambridge, Massachusetts. "Si usted se preocupa sobre su trabajo, su compañero y sus hijos, hable de ello".

Delegue. De acuerdo con la Dra. Barnett, los estudios han encontrado que las mujeres que trabajan de tiempo completo fuera de su hogar siguen haciendo más de la mitad del trabajo doméstico, especialmente tareas como comprar la comida, prepararla, limpiar y criar a los hijos. Luche por una repartición más justa.

Sude un poco para sedarse. La satisfacción que usted obtiene de las actividades al aire libre puede contrarrestar las presiones tanto del hogar como de la oficina, dice la Dra. Lloyd. Las actividades que la pongan en movimiento, como el tenis, el voleibol, el correr, la natación o la caminata, son ideales. ¿Por qué? El ejercicio quema las sustancias químicas relacionadas con el estrés y fortalece su corazón de manera que usted pueda resistir los estragos del estrés.

Cálmese con la C. Según el Dr. C. Norman Shealy, Ph.D., un doctor en Medicina Holística y Convencional de Springfield, Missouri, la vitamina C le da a su sistema inmunológico el poder que necesita para evitar muchos problemas de salud relacionados con el estrés, entre ellos dolores de cabeza, presión arterial alta, diabetes y enfermedad cardíaca.

Cuando las cosas se pongan difíciles, tome 3,000 miligramos de vitamina C diariamente, dice el Dr. Shealy. Las dosis de más de 1,200 miligramos al día pueden causar diarrea en algunas personas. Si usted se ve afectada por este efecto secundario, simplemente reduzca la dosis al punto de que la diarrea desaparezca.

Siéntase bien con las B. Las vitaminas del complejo B son un tesoro escondido de alivio del estrés. Pueden darle más energía, eliminar la fatiga, estimular la producción de hormonas por la glándula suprarrenal y fabricar sustancias químicas cerebrales que la mantienen alerta y le levantan el ánimo, dice el Dr. Ray Sahelian, un médico de Marina Del

Rey, California. "Las vitaminas B funcionan en cooperación unas con otras y desempeñan cientos de papeles químicos en el cuerpo", dice.

Para el estrés, verifique con un doctor o naturópata sobre tomar diariamente una fórmula de alta potencia de vitaminas del complejo B, que incluya de 100 a 500 miligramos de ácido pantoténico, de 50 a 75 miligramos de vitamina B_6 y 500 microgramos de B_{12}, dice Joseph E. Pizzorno, N.D., presidente de la Universidad Bastyr de Medicina Naturopática en Bothell, Washington.

Aproveche un auxilio asiático. El *ginseng* es considerado como la hierba medicinal más notable utilizada para restablecer la vitalidad, incrementar la energía, reducir la fatiga, mejorar el rendimiento físico y mental y proteger el cuerpo contra los efectos negativos del estrés. Con el *ginseng*, su reacción inicial al estrés probablemente sea menos intensa. Frecuentemente se le llama el tónico para las glándulas suprarrenales, debido a que tonifica y mantiene su salud general.

Hay diferentes variedades de la hierba, incluyendo el *ginseng* siberiano (*Eleutherococcus senticosus*), el *ginseng* asiático (*Panax giseng*) y el *ginseng* americano (*Panax quinquefolium*). El *ginseng* asiático, también conocido como *ginseng* coreano (*Korean ginseng*), es el que se utiliza más ampliamente para fines medicinales. Todos tienen propiedades similares, aunque el *ginseng* asiático tiene mayor poder estimulante que el siberiano, dice el Dr. Pizzorno. Así que si usted sufre de estrés agudo o se está recuperando de una larga enfermedad, el *ginseng* asiático es su mejor opción.

Debido a que la potencia varía, lo mismo que la concentración de componentes activos, usted necesitará ajustar la cantidad que tome dependiendo del producto que compre. Usted puede tomar de 1,000 a 2,000 miligramos entre una y tres veces al día si elige un extracto de raíz de *ginseng* asiático crudo de alta calidad, dice el Dr. Pizzorno. En las tiendas de productos naturales, busque los productos que digan *crude Asian ginseng root extract* o *crude Korean ginseng root extract*.

Si está tomando extracto de raíz de *ginseng* siberiano, dice el Dr. Pizzorno, probablemente debe tomar entre 2,000 y 3,000 miligramos al día en dosis divididas. Busque los productos que digan *Siberian ginseng root extract*. Ya que la reacción de cada quien al *ginseng* es diferente, él sugiere comenzar con una dosis baja e incrementarla con el tiempo.

Las mujeres que toman *ginseng* asiático pueden experimentar molestias en el pecho. Si usted reduce la dosis o descontinúa el uso, los síntomas desaparecerán, dice el Dr. Pizzorno.

Relájese con este remedio herbario. La *kava kava*, que ha alcanzado grandes niveles de popularidad como el mejor remedio natural para combatir el estrés, puede calmar sus nervios y ayudarla a relajarse. No solamente eso sino que también es de acción rápida, así que usted puede ver los efectos en tan sólo de 30 a 60 minutos.

El Dr. Sahelian sugiere tomar una cápsula que contenga entre 40 y 70 miligramos de kavalactonas (los componentes activos de la planta) dos o tres veces al día. Comience con una dosis baja primero para determinar si usted siente alguno de los efectos tranquilizantes, dice. Si no percibe alivio alguno a su estrés en dos o tres horas, puede tomar otra cápsula.

"Desestrésese" al estilo chino. "Al tratar con estrés prolongado, el punto clave es la capacidad de recuperación", dice Glenn Gurman, un herbolario de Norwich, Vermont. "Tenemos que tratar a la mujer completa a largo plazo en vez de emplear un enfoque 'recetario' de corto plazo en que le decimos 'esta receta herbaria alivia el estrés'".

La medicina tradicional china nos enseña que para fortalecer su capacidad de recuperación del estrés a largo plazo, usted necesitará cuidar sobre todo sus riñones.

"En la medicina china se cree que los riñones son un almacén de energía, no muy diferente de la batería de su coche", dice Gurman. "Excesos como fumar, tomar bebidas alcohólicas y desvelarse, el abuso de su energía sexual y otros retos emocionales explotan las reservas de energía de los riñones. Los curanderos tradicionales chinos se refieren a los riñones como la puerta de la vida y la raíz de la salud. Así que para fortalecer la raíz de la salud, los curanderos usan hierbas que fortalecen los riñones", dice Gurman. Usted también puede ayudar a sus riñones a través de la alimentación. Una comida que Gurman recomienda para esto es el jengibre. "Los taoístas creen que las cantidades pequeñas de carne roja combinada con jengibre fresco, ayudan a contrarrestar las deficiencias sanguíneas", dice Gurman. (El taoísmo es una religión china que se centra en la armonía). "Por lo tanto, a muchos deliciosos platillos orientales se les agrega jengibre", dice Gurman.

Para agregar jengibre a la comida, simplemente ralle, rebane o pique entre tres y siete cucharadas de jengibre fresco. Después agregue otros ingredientes, como verduras y pequeñas cantidades de carne, y prepare todo al vapor o sofríalo. Para ver más remedios herbarios chinos antiestrés, véase "Receta herbaria para aliviar el estrés" en la página 83 y "Una tintura antiestrés" en la página 85.

Para obtener más información sobre cómo conseguir hierbas y otros productos naturales, vea el glosario en la página 163 y la lista de tiendas en la página 167.

FOBIAS

Tácticas para terminar con los temores

Quizás usted sepa lo que es la claustrofobia. ¿Pero conoce la agorafobia? ¿O la acrofobia?

Estas fobias —temores irracionales a los espacios cerrados, a salir de casa y a las alturas, respectivamente— son bastante comunes. Pero usted puede tenerle fobia prácticamente a cualquier objeto, actividad o situación que la asuste tanto que incluso se desvíe de su camino para evitarlo. Al estar frente a cualquier cosa que usted tema, su corazón se acelerará y usted sudará y tendrá el impulso de huir.

Hay dos diferencias entre un temor común y una fobia. Una es que los temores comunes, como por ejemplo el temor al tener que andar por un barrio malo de noche, son bien fundados y lógicos. En cambio, por lo general las fobias no son lógicas. La segunda diferencia es su impacto. Los temores comunes le dan en un momento preciso, y cuando ya no se siente en peligro se olvida de ellos. En cambio, las fobias nos afectan a largo plazo, día tras día. Según explica Eileen F. Oster, una terapeuta ocupacional certificada de Bayside, Nueva York, una fobia "ejerce control sobre su vida diaria". O sea, la fobia no la deja hacer cosas comunes que desea o necesita hacer, como por ejemplo salir de casa para hacer las compras o montarse en un elevador. Y, como es lógico, cuando sufre de una fobia "usted trata de evitar sentir una ansiedad o pánico sobrecogedor, y por tanto evita la cosa que la hace sentir temor".

Algunas fobias surgen de un trauma del pasado. Por ejemplo, supongamos que a usted le entra pánico cada vez que se le acerca un perro. Si se pone a pensar quizás descubra que el origen de su temor empezó el día en que el perro del vecino le dio una mordida fea. Desde luego, este es un ejemplo bastante sencillo. La verdad es que descubrir los orígenes de las fobias no es siempre tan fácil que digamos. Por eso es que afirma Angele McGrady, Ph.D., profesora de Psiquiatría en la Facultad Médica de Ohio en Toledo, que las fobias profundamente arraigadas que interfieren con su vida requieren que consultemos a una profesional. Pero si sus fobias no son severas, usted puede probar las siguientes sencillas técnicas para conquistarlas.

Acostúmbrese poco a poco. El remedio clásico para las fobias es un proceso llamado desensibilización sistemática. En lo fundamental se trata de enfrentar muy gradualmente las cosas a las que les tiene fobia. Para que esto sea más fácil, imagínese a sí misma enfrentándose a la persona o cosa a la que le teme antes del enfrentamiento real, sugiere Judith Green, Ph.D., profesora de Psicología en la Universidad Comunitaria de Aims en Greeley, Colorado.

Supongamos que usted le tema a subir en elevador. Antes de poner efectivamente un pie en el elevador, imagínese a sí misma acercándose al elevador y sintiéndose muy bien. Cuando usted pueda imaginarse haciendo esto y realmente se sienta bien, imagínese subiendo al elevador. Una vez que esta imagen mental no la haga sentirse intranquila, imagínese subiendo un piso sin problema alguno. Nuevamente, cuando pueda imaginarse esto sin ponerse nerviosa, imagínese subiendo más pisos sin sufrir ningún incidente. Repita el ejercicio incrementando el número de pisos lentamente, hasta que pueda verse a sí misma subiendo hasta el último piso de un edificio alto sin sufrir un ataque de pánico.

Después acérquese a un elevador manteniéndose tranquila y relajada, pensando en forma positiva y asegurándose de que no haya peligro alguno. Primero suba un piso, y repita el viaje hasta que se sienta cómoda. Después suba al segundo piso y repita, y así sucesivamente. Finalmente suba hasta el último piso. Quizá desee que alguien la acompañe.

También puede usar la desensibilización para superar gradualmente otras fobias comunes, como a los túneles, los espacios atestados de gente u otros lugares cerrados.

Razónelo. Ya que su temor está fuera de proporción, usted puede usar los hechos y la racionalidad como formas de superar una fobia, dice el Dr. Richard M. Glass, profesor de Psiquiatría de la Universidad de Chicago en Chicago, Illinois.

Tranquilícese hablando en forma positiva consigo misma, dice el Dr. Glass. Explíquese que hay muy pocas probabilidades de que se caiga el avión. Recuérdese que todos los días cientos de aviones llevan a miles de personas por todo el mundo y rara vez ocurren accidentes. Vaya al aeropuerto y observe cómo despegan y llegan en forma segura docenas de aviones y sus pasajeros. O si le da miedo cruzar un puente, párese debajo de uno. Dígase una y otra vez que el puente ha estado allí por décadas, que no se va a caer y que seguirá allí por muchos años más.

"Siempre use toda la racionalidad que pueda en una situación de fobia", recomienda el Dr. Glass.

Aprenda. Si su problema es el temor a hablar en público, como le pasa a mucha gente, entonces únase a un grupo para aprender los aspectos técnicos de dar un discurso y para practicar cómo hablar enfrente de un grupo que la va a apoyar, sugiere el Dr. Glass.

"Muchas fobias sociales se derivan del temor a lucir como una tonta. Estos grupos se centran en hacerla sentirse relajada y a gusto consigo misma", dice el Dr. Glass.

Vea retratos. Si usted no se puede enfrentar a su temor en persona, puede comenzar viendo retratos de lo que teme. Digamos que desea ir a acampar, pero teme que los insectos la piquen. Puede conseguir una guía sobre insectos en la biblioteca, ver fotografías de los insectos que aborrece y empezar a considerar el exponerse a estas criaturas bastante inofensivas, dice el Dr. Glass.

"Al principio tan sólo ver las fotografías puede causarle asco y temor. Pero mientras más las vea, eso le sucederá cada vez menos", dice el Dr. Glass. "Esto la preparará para dar el siguiente paso, o sea, ver y tocar insectos de verdad".

Acuda a una amiga. Cuando se enfrente a sus temores, puede ser reconfortante tener a una amiga cerca para que le brinde palabras tranquilizadoras y alentadoras, dice S. Lloyd Williams, Ph.D., profesor de Psicología en la Universidad de Lehigh en Bethlehem, Pensilvania.

"Algunas veces usted puede lograr mucho más con una amiga o su esposo, que estando sola", dice el Dr. Williams. Si usted le teme a manejar en las autopistas, su amiga puede sentarse en el asiento del pasajero, mantener la mirada atenta a la autopista y conversar con usted. Esa persona no sólo está ahí para tranquilizarla sino también para ayudarla a dar el siguiente paso, dice el Dr. Williams. "Con el tiempo la amiga debe retirarse totalmente de la escena", dice. En el caso de la agorafobia, su amiga puede llevarla a hacer las compras un par de veces y después, un día, esperar fuera del supermercado mientras usted hace sus compras sola, sugiere el Dr. Williams.

Relájese rápidamente. Cuando sufra los síntomas de ansiedad de una fobia, algunas veces necesita retirarse y darse unos segundos para relajarse, explica Andrew A. Sappington, Ph.D., un psicólogo clínico en la Universidad de Alabama en Birmingham. Pruebe la siguiente técnica: respire profundamente por la nariz, aguante la respiración unos segundos y después exhale lentamente. Afloje los hombros, abra los puños y deje que la gravedad jale sus miembros. Repita este ejercicio hasta que se sienta relajada. También puede repetir una palabra clave durante cada exhalación, una palabra o frase como "relájate" o "tranquila", recomienda el Dr. Sappington.

HOSTILIDAD

Ayuda para ser más amable

Las mujeres no nos ponemos hostiles, ¿verdad? Quizá nos molestemos o nos alteremos o hasta nos enojemos. ¿Pero hostiles? Jamás.

Bueno, aunque no usemos la palabra para describir este sentimiento y tal vez no quisiéramos admitírnoslo ni a nosotras mismas, la verdad es que sí lo conocemos muy bien. "Las mujeres ven la hostilidad en forma diferente que los hombres debido a que no se considera una característica femenina socialmente aceptable", dice Margaret Chesney, Ph.D., profesora de Medicina en la Universidad de California en San Francisco. "Tildar a una mujer de hostil puede percibirse como denigrante o insultante".

Y en realidad los psicólogos y otros expertos en el comportamiento humano han tenido ciertas dificultades para definir qué es la hostilidad. "Fundamentalmente una persona hostil ve a otras con cinismo y desdén, una actitud que tiene sus raíces en el enojo", explica la Dra. Chesney. A pesar de eso, dice, la hostilidad es difícil de medir desde un punto de vista científico porque es una emoción bastante inestable. Una persona que se siente hostil puede estar enojada un momento y volverse pasivamente agresiva al siguiente.

Las mujeres en particular muestran hostilidad cuando se sienten atrapadas en una situación específica o se sienten víctimas de frecuentes frustraciones, dice Richard Carrera, Ph.D., un psicólogo de la Universidad de Miami en Coral Gables, Florida. Algunas mujeres se vuelven verbalmente abusivas y agresivas. Pero otras se encierran en sí mismas en lugar de expresar sus sentimientos.

"Las mujeres tienden más que los hombres a mani-

AVISO MÉDICO

Usted debe buscar la asesoría profesional de un psicólogo, un psiquiatra o una trabajadora social si su hostilidad perturba su vida personal o profesional, o provoca que usted se haga daño a sí misma o a otros, dice Margaret Chesney, Ph.D., profesora de Medicina en la Universidad de California en San Francisco. Pídale a su médico familiar que la mande a un(a) profesional confiable.

festar su hostilidad en forma pasiva", explica el Dr. Carrera. "En lugar de lanzar objetos y recurrir a la violencia, ellas tienden a volverse calladas y retraídas. Dejan de ser personas agradables. Empiezan a olvidar las cosas, como las citas. También dejan de demostrar señales de afecto".

Resulta evidente que la hostilidad puede tener un efecto negativo en las personas que la rodean. También puede afectarla en cuanto a su salud. La investigación demuestra que en comparación con sus coetáneas más amables, las mujeres que son hostiles corren un riesgo mayor de presentar una enfermedad cardíaca u otra enfermedad grave. También presentan una mayor tendencia a tener un comportamiento poco saludable, como comer en exceso, fumar o abusar de alguna sustancia.

Concéntrese en las causas

Primero identifíquelas. Parece obvio, pero muchas personas hostiles se pasan tanto tiempo reaccionando que nunca piensan en los factores que provocan su hostilidad. Según la Dra. Chesney, es necesario que se pregunte: "¿Qué pasa aquí? ¿Qué es lo que me está llevando a reaccionar de esta forma?" Si se enseña a sí misma a reconocer las cosas que la provocan, usted podrá prepararse mentalmente para manejarlas y reducir al mínimo las reacciones explosivas, explica.

Controle los "estresores" lo más que pueda. "Yo animo a las mujeres a inscribirse en cursos para el manejo del estrés", dice la Dra. Chesney. "Así aprenderá técnicas de negociación y otras habilidades para sobrellevar diferentes situaciones; estas técnicas y habilidades la ayudarán a evitar sentirse abrumada y frustrada". Suponga que tiene una fecha límite en el trabajo que sabe que no podrá cumplir. En lugar de responder en forma hostil, usted puede negociar con su supervisor para conseguir una nueva fecha límite o para obtener ayuda para sacar el trabajo a tiempo.

Piense en la perspectiva. Si no puede cambiar una situación, cambie su perspectiva. ¿Usted ha notado cómo un retrato se ve completamente diferente si se le pone un marco nuevo? Puede aplicar el mismo principio a su vida. "Suponga que no le guste su trabajo y a pesar de sus esfuerzos no pueda encontrar otro mejor", sugiere la Dra. Chesney. "'Cámbiele el marco' a su situación, poniéndola bajo una nueva luz al concentrarse en lo que usted está aprendiendo en este trabajo que pueda usar en el próximo que tenga. Recuérdese que no tendrá que quedarse en ese trabajo para siempre y redoble sus esfuerzos para encontrar algo más apropiado".

Descubra la oportunidad que le brinda la adversidad. Quizás usted tenga que tomar un día libre del trabajo debido a que su hijo está enfermo y su esposo está fuera de la ciudad. En lugar de sentir hostilidad hacia su compañero por no estar ahí para ayudarla, aproveche y disfrute la oportunidad de estar con su hijo, sugiere la Dra. Chesney.

Comuníquese con su compañerito. Déjele a su pareja saber lo que usted espera cuando comparte sus sentimientos con él. Como la mayoría de los hombres, su pareja querrá resolver el problema por usted. Si todo lo que desea es alguien con quien hablar, explíqueselo. La Dra. Chesney sugiere que le diga lo siguiente: "¿Tienes tiempo para que te cuente cómo me fue hoy? Estuvo de locos. Si pudieras hacerme el favor, quisiera que por ahora sólo me escuches. Necesito desahogarme más que recibir un consejo. ¿Está bien?" Entonces desahóguese a gusto.

Cómo conservar la calma

He aquí algunas ideas para cortarle el paso al coraje y olvidarse de su hostilidad.

Recurra a los recesos. Cuando se enfrente a una situación difícil que pueda provocarle un arrebato emocional, haga una pausa de 20 minutos para distanciarse. Por ejemplo, puede salir a caminar, regar las plantas u hojear una revista. "Aunque usted tenga que regresar a la situación, poner un poco de distancia de por medio reducirá la tendencia a la hostilidad", explica la Dra. Chesney.

Si usted tiene más tiempo, dé una vuelta por el centro comercial por un par de horas. "Las mujeres tienen la idea equivocada de que huir de un problema está mal", dice la Dra. Chesney. "De hecho, escapar por un rato podría ser lo que usted necesita para frenar su hostilidad y manejar la situación en forma más racional".

Recite y repita. La Dra. Chesney sugiere que se repita a usted misma un mantra como: "Dentro de un mes no tendrá importancia. Probablemente ni siquiera me acuerde de esto". O pruebe diciendo: "Algún día, esto será una gran anécdota para una fiesta". Este ejercicio le permite "cambiarle el marco" a la situación y ponerla en la perspectiva correcta.

Para otras ideas sobre cómo frenar la hostilidad, vea "Enojo" en la página 77, "Estrés" en la página 82, "Irritabilidad" en la página 105 y "Mal humor" en la página 119. Si piensa que su hostilidad se debe al síndrome premenstrual, vea el capítulo sobre este problema en la página 137.

Impuntualidad Crónica

Tips para estar a tiempo

Al cantante salsero puertorriqueño Héctor Lavoe lo llamaban afectuo-
samente "El Rey de la Puntualidad" por su costumbre de llegar tarde
a todas sus actuaciones. Lavoe incluso sacó una canción sobre esta tendencia suya en que se defendía con su gracia característica, afirmando que
"no es que yo llegue tarde sino que ustedes llegan muy temprano".

Muchas de nosotras somos como Lavoe. De hecho parece ser una
característica latina. Tanto es así que se han publicado artículos orientados
a los negociantes norteamericanos que piensan trabajar en América Latina;
éstos dicen que tenemos un "concepto relativo" del tiempo, o sea, que
nunca llegamos a tiempo.

En América Latina, no llegar a la hora exacta de una cita o de una
reunión de negocios no es un gran pecado. En cambio, en los EE.UU. la
actitud es "el tiempo es dinero". Por lo tanto, a algunos latinos que llegan
a este país les cuesta trabajo ajustarse a las normas estadounidenses con respecto al tiempo.

Aparte de las razones culturales, la impuntualidad crónica puede
tener otros motivos.

Algunas mujeres llegan tarde a todos los sitios porque simplemente
son poco formales. Otras necesitan un curso intensivo sobre administración del tiempo, afirma el Dr. Mack Ruffin, profesor de Medicina en
la Universidad de Michigan en Ann Arbor.

También hay mujeres que llegan tarde habitualmente debido a la
fatiga que las deja lentas, torpes y luchando por cumplir con su horario,
dice Claire Etaugh, Ph.D., profesora de Psicología de la Universidad de
Bradley en Peoria, Illinois.

Sea cual sea la causa, nuestros expertos le ofrecen algunas ideas
buenas para que se ponga en hora.

Dése tiempo adicional. Quizás este consejo le parezca obvio, pero
muchas personas nunca lo hacen. Siempre debe darse más tiempo para
llegar a su destino, aconseja la Dra. Etaugh. Por ejemplo, si usted tiene
que conducir de un lado de la ciudad a otro para un turno, salga unos
minutos antes de lo que crea necesario en caso de que haya mucho tráfico
o una desviación haga que el viaje sea más largo de lo que espera. Al hacer
esto, también se evitará una cantidad considerable de estrés.

La que mucho abarca, poco aprieta. . . y tarde llega. Si se ha comprometido a tomar un segundo empleo los fines de semana, a tomar dos clases por las tardes durante la semana y a ser voluntaria en su iglesia, quizás esté abarcando demasiado. Aprenda a decir no, aconseja Nepha Franks, R.N., una experta en Administración del Tiempo de la Universidad de Northern Arizona en Flagstaff. Establezca prioridades y haga pocas cosas en forma eficiente y a tiempo, en lugar de abarcar demasiado.

Lleve un diario de tiempo. Durante una semana lleve un bloc consigo, sugiere Franks. Anote brevemente lo que hace cada 30 minutos. Después revise el diario para determinar si cumplió con sus fechas límite sin que hubiera una crisis y para identificar los hábitos que le impiden alcanzar sus objetivos en forma oportuna.

Deje de perder tiempo. Quizás le guste "surfear" la Internet después del almuerzo o tal vez conversar con sus colegas cuando se va a buscar una taza de café al llegar al trabajo. Pero si siempre anda a las carreras, éstas son el tipo de cosas que debe restringir. Cada semana, elimine de su vida una actividad sin importancia que le haga perder el tiempo, sugiere Franks.

Use todito su tiempo. Cuando esté haciendo cola en el banco o esté sentada en la sala de espera del médico para entrar a consulta, use ese tiempo en forma productiva, aconseja Franks. Repase sus notas, haga una lista de compras, póngale el botón a la camisa de su esposo o redacte un memorándum.

Delegue. "Uno de los principales problemas con las mujeres que tienden a ser adictas al trabajo es que creen que nadie más puede hacer el trabajo tan bien como ellas", dice el Dr. Ruffin. Si esto se ajusta a su descripción, comience a confiar más en sus colegas. Establezca prioridades sobre lo que sólo usted puede hacer y delegue otras tareas si está en posición de hacerlo, sugiere el Dr. Ruffin. Al aligerar su carga de trabajo, usted tendrá más posibilidades de llegar a tiempo a sus juntas y citas.

Sea una Bella Durmiente. Si normalmente llega tarde debido a la fatiga, váyase a la cama más temprano, dice la Dra. Etaugh. Si rutinariamente se queda dormida apenas apaga la luz, probablemente debería acostarse más temprano.

La Dra. Etaugh le da el siguiente consejo para un buen descanso nocturno: acuéstese y levántese a la misma hora todos los días, incluso los fines de semana. Establezca una rutina relajante para irse a la cama, que puede incluir meditar o darse un baño caliente. No lea ni vea la televisión en la cama. Sálgase de la cama si no se ha dormido en media hora. Si tiene problemas para dormir por la noche, evite las siestas diurnas. Dedíquese a una actividad física moderada entre dos y cuatro horas antes de la hora de acostarse.

No pierda tiempo con el perfeccionamiento permanente. No pierda tiempo tratando de que cada proyecto sea absolutamente perfecto, aconseja Franks. La falta de decisión con frecuencia resulta del temor de que su esfuerzo no será perfecto.

Use un planificador. Use una guía de planificación o un diario para programar su tiempo por lo menos diaria y semanalmente, recomienda Franks. Programe acontecimientos, proyectos y fechas límite clave. Trate de manejar las tareas dividiendo las más grandes en partes más pequeñas. Complete una parte a la vez. Actualice su lista diariamente, tachando las tareas terminadas y agregando las nuevas.

Controle las interrupciones. Los visitantes inesperados, las llamadas telefónicas o la televisión pueden controlar su tiempo. Controle todo esto usted, con tacto pero con firmeza, recomienda Jon Rudy, un educador en Salud de la Universidad de Northern Arizona en Flagstaff. Él sugiere que reciba amablemente a los visitantes inesperados en su casa u oficina, pero que les deje saber desde el principio que está ocupada. Pídales que cambien la visita para otro momento si lo que necesitan ver con usted les llevará más de unos cuantos minutos.

Cuando la llamen por teléfono, sugiere Rudy, puede dejar que su máquina contestadora conteste la llamada. Escuche los mensajes para determinar si realmente es una llamada importante o alguien con quien usted se puede comunicar después. Además, si contesta el teléfono, trate de estar de pie mientras habla por teléfono. Esto la recordará que no tiene mucho tiempo para hablar. Si se sienta, se pondrá cómoda y le será mas fácil hablar demasiado, perder tiempo y por consiguiente llegar tarde a donde tenga que llegar.

Ojo con la tele. No encienda la televisión en cuanto entre a su casa. Enciéndala sólo si desea ver un programa específico, y después apáguela de inmediato, sugiere Rudy.

INDECISIÓN

Decídase ya

¿Comer la fruta prohibida o mantenerse con los otros deleites no prohibidos del jardín del Edén? ¿Quedarse con Popeye o con Brutus? ¿Apoyar a su esposo en su carrera política o postularse usted misma?

Sea en el Génesis, las caricaturas (muñequitos) o la vida moderna del nuevo milenio, la vida nos enfrenta a muchísimas decisiones y, consiguientemente, a muchas oportunidades para ser indecisas.

Las decisiones difíciles —ya sea que se trate de romper las reglas, de manejar una relación o de decidir a qué dedicarse— requieren una seria deliberación. Después de todo hay riesgos que debemos considerar. Al tomar una mala decisión corre el riesgo de terminar con el hombre equivocado, elegir una carrera sin futuro o ser expulsada, si no del Edén, por lo menos sí de su apartamento.

En ocasiones, los riesgos que implica una decisión son tan intimidantes que una mujer puede quedar como empantanada en una indecisión prolongada, necesitando una cantidad excesiva de tiempo para decidir algo que debería resolverse mucho más rápidamente.

"Cuando está abrumada por los riesgos potenciales, siente que no puede comprometerse con una decisión", dice Linda Welsh, Ed.D., directora del Centro para el Tratamiento de la Angustia en Bala Cynwyd, Pensilvania. La indecisión prolongada puede finalmente privarla de sus opciones.

"En algunos casos, si usted no toma una decisión perderá la oportunidad de

---

REMEDIO RÁPIDO PARA LA INDECISIÓN

Cuando usted se enfrente a una decisión desconcertante, hable de ello con una amiga en quien confíe y a quien respete, aconseja Peter Wylie, Ph.D., un psicólogo de Washington, D.C. Tan sólo pensar en voz alta con frecuencia ayuda a cristalizar sus pensamientos, afirma. Si su amiga le ofrece además algunos puntos de vista valiosos, mejor todavía.

hacerlo", dice Camille Lloyd, Ph.D., profesora de Psiquiatría en la Facultad de Medicina de la Universidad de Texas en Houston. Mientras usted se rasca la cabeza, el precio de esas acciones a la alza que ha estado considerando puede salirse de sus posibilidades. La fecha límite para presentar su solicitud al curso de posgrado puede vencer. El hombre que le propuso matrimonio puede decidir que desea una compañera más entusiasta.

En general, mientras más se preocupe por los errores, más difícil será tomar una decisión, dice la Dra. Lloyd. Sin embargo, con la práctica, la toma de decisiones se vuelve más fácil. La próxima vez que tenga que tomar una decisión difícil, decida que va a poner en práctica los siguientes consejos de los expertos.

Prepárese. Para tomar una decisión con confianza, primero reúna y considere toda la información importante. "Si un hombre le pide que se case con él y usted sólo lo conoce desde hace seis meses, quizás usted decida seguir saliendo con él otro año para poder aclarar ciertas cosas", dice la Dra. Lloyd. "O si le ofrecen un nuevo empleo pero no sabe qué pensar de su futuro supervisor, podría tratar de llamar a alguien que haya trabajado en esa compañía y preguntarle sobre el supervisor. Si está tratando de decidir si debe someterse o no a una terapia de reposición hormonal, quizá necesite ir a la biblioteca y buscar los estudios más recientes u obtener una segunda opinión". Y así sucesivamente.

Enumere los pros y los contras. Una vez que tenga la información que necesita, analícela. Tome una hoja de papel, divídala a la mitad y de un lado anote los pros y del otro los contras. Supongamos, por ejemplo, que le ofrezcan un trabajo en otra ciudad. En la primera columna enumere los puntos positivos sobre el empleo (más dinero, mayor responsabilidad, etcétera). En la segunda columna enumere los puntos negativos (por ejemplo, el mayor costo de la vida, el estar lejos de su familia y amigos). Es un método clásico que ayuda a aclarar la situación, dice la Dra. Lloyd.

Prefiera los pequeños. Un estudio demonstró que cuando se trata de llegar a una decisión, los grupos pequeños son más eficientes que los grandes. Esto se debe a que los grupos grandes tienen más tendencia a ponerse en un punto muerto. Pues cuando esté trabajando con un grupo, éste debe dividirse en grupos más pequeños. Cada grupo debe seleccionar a un representante y dejar que los representantes tomen la decisión.

Piense en lo peor. Imagínese el peor de los panoramas en caso de que su decisión fracase y cómo lo manejaría, sugiere Rebecca Curtis, Ph.D., profesora de Psicología en la Universidad de Adelphi en Garden City, Nueva York. Hágalo por escrito si cree que podría serle de ayuda. El tener un plan para manejar una adversidad potencial puede darle la confianza para tomar una decisión más tarde, dice.

Dé pasos pequeños. Una tarea grande y poco definida puede ser intimidante, así que planee llevarla a cabo en pasos pequeños que sea posible lograr para que sea más fácil tomar la decisión, aconseja Seymour Epstein, Ph.D., profesor de Psicología en la Universidad de Massachusetts en Amherst. Por ejemplo, si su decisión se trata de mudarse a otra vecindad, considere la posibilidad de rentar una casa en esa zona para ver si le gusta o no.

Vea el cuadro completo. Cuando se enfrente a una decisión, no piense en términos absolutos de la mejor opción o la decisión correcta, aconseja la Dra. Curtis. Piense en todas las opciones, con sus ventajas y desventajas, y sopéselas a conciencia.

Identifique su conflicto. Quizás alguna vez un maestro la avergonzó enfrente de toda la clase o uno de sus padres ridiculizó algo que usted hizo. Si puede identificar la razón por la que se siente en conflicto cuando tiene que tomar una decisión podrá facilitar el proceso de tomar decisiones, dice la Dra. Curtis.

Quítele importancia. El factor de predicción más fuerte del estrés diario es el grado de importancia que una persona les atribuye a los acontecimientos de su vida diaria, dice el Dr. Epstein. "No se preocupe por las cosas de poca importancia, sea que se trate de las decisiones que usted tome o de otros asuntos".

Hable de ello. Si tiene problemas para identificar los riesgos o los pros y los contras, la ayudará hablar sobre sus opciones con una amiga o algún miembro de su familia, dice la Dra. Welsh.

Acepte su elección. Si ha tomado una decisión y no se siente satisfecha con la forma en que resultaron las cosas, no se reproche, dice la Dra. Lloyd. No hay tal cosa como una elección "perfecta". En ocasiones usted no puede obtener toda la información que necesita en el tiempo con el que cuenta o no puede prever todos los resultados potenciales.

"Quizás haya sido imposible prever el resultado en particular con el que está insatisfecha", dice. "Recuerde que usted tomó una decisión responsable basándose en la información con la que contaba en ese momento".

Aprenda de sus errores. Cuando tome una decisión que haya resultado mal, aprenda de ello en lugar de volverse temerosa de la próxima decisión que tenga que tomar, sugiere Peter Wylie, Ph.D., un psicólogo de Washington, D.C. Él usa una ruptura amorosa para ejemplificar este punto. Usted puede echarle toda la culpa al hombre y acercarse a otra relación como si se tratara de un campo minado. O puede tratar de aprender algo de la experiencia y averiguar cómo evitar que se repita.

INSEGURIDAD Y BAJA AUTOESTIMA

Llénese de amor propio

Hay mujeres absolutamente brillantes que pueden hacer cualquier cosa. . . excepto tomar una decisión. Analizan las dos caras de un problema, ven todos los aspectos de este, pero no logran tomar una decisión acerca de qué hacer al respecto. "Ese tipo de indecisión crónica se deriva de la inseguridad. Y la inseguridad es producto de la baja autoestima", explica Carol Goldberg, Ph.D., una psicóloga clínica de la ciudad de Nueva York.

"Cuando una mujer tiene baja autoestima, carece de confianza para ser segura y decidida", explica la Dra. Goldberg. "La baja autoestima la frena e impide que llegue a desarrollar plenamente su potencial. Cuando no puede correr un riesgo o confiar en su propio juicio le cuesta trabajo progresar y ascender, especialmente en el mundo de los negocios".

Mientras la baja autoestima puede afectar a cualquiera, es particularmente común entre las mujeres que han soportado cierto grado de maltrato físico o emocional. "Es horrible pero cierto: aproximadamente el 33 por ciento de todas las mujeres han sido víctimas de abusos antes de llegar a los 21 años de edad", dice la Dra. Goldberg. "Estas mujeres tienen un alto riesgo de sufrir problemas de baja autoestima, ya que el ser maltratada o amonestada por las personas importantes en su vida disminuye el sentido de la propia valía y destruye la confianza".

La baja autoestima también puede generar otros problemas emocionales. Pero las mujeres con frecuencia pasan por alto esta conexión crucial, según explica Eleta Greene, Ph.D., una psicóloga de la ciudad de Nueva York.

"Una mujer puede saber que es infeliz, pero quizá no sepa por qué", explica la Dra. Greene. "Ella puede decirse a sí misma: 'Nada me sale bien. Estoy deprimida. Soy infeliz en mi trabajo'. El problema podría ser que ella no se dé cuenta de su valía. No se da cuenta de su propio valor intrínseco. Quizás dependa de la opinión de otras personas para su autovalidación, en lugar de alabarse ella misma". Sin embargo, esas personas simplemente podrían estar reforzando su baja autoestima.

De hecho, la forma en que otros le responden podría ser un buen indicador del estado de su autoestima. "Si su esposo, su jefe o sus amigas constantemente le están diciendo que deje de mirar los toros desde la barrera y tome una decisión, quizás usted desee considerar el lugar que ocupa en su vida la baja autoestima", dice la Dra. Goldberg.

Cómo quererse más

Si necesita aumentar su autoestima o si le hace falta algo que le dé seguridad personal, considere las siguientes sugerencias de las expertas.

Mantenga una libreta de autoestima. De la misma forma en que una libreta de ahorros le sirve para saber siempre cuánto dinero tiene en el banco, puede usar una libreta de autoestima para saber cuánto tiene de ésta. Tal libreta funciona en forma muy similar a la libreta de ahorros del banco, pero en lugar de depósitos y ahorros usted registra los activos y pasivos de su personalidad, o sea, sus virtudes y defectos.

Puede usar un diario en blanco para hacer este ejercicio. De un lado de la página anote todas sus virtudes. Del otro lado anote sus defectos. Pero por cada defecto que anote tiene que dar vuelta a la hoja y registrar dos virtudes. "Esto le permite a una mujer descubrir cómo se ve realmente a sí misma", dice la Dra. Greene. "También la anima a darle más importancia a sus 'créditos' en lugar de sus 'débitos' ".

Ejercítese para estimular su estima. "El ejercicio es una magnífica opción, porque proporciona muchos beneficios fisiológicos y psicológicos", afirma Susan Schenkel, Ph.D., una psicóloga clínica de Cambridge, Massachusetts. El ejercicio envía una señal a su cerebro para que libere una sustancia llamada serotonina que la hará sentirse bien. Asimismo, hay investigaciones en que se concluye que las mujeres que lo practican con regularidad están más llenas de entusiasmo, energía y vigor.

Cambie su charla interna. "A veces", explica la Dra. Greene, "al repetir mentalmente los dañinos mensajes que escuchó en su niñez, una mujer puede convertirse en su propia peor enemiga. En cuanto usted se descubra a sí misma pensando: 'No en balde esto salió mal. Nunca puedo hacer nada bien. Las cosas siempre terminan saliéndome mal', deténgase. Piense en por lo menos cinco situaciones que le hayan salido bien y déles al menos tanto valor como a sus fracasos".

Recuerde situaciones de las que se haya hecho cargo. Las mujeres con baja autoestima con frecuencia creen que no controlan una situación en particular. "El saber que usted fue capaz de hacerse cargo en el pasado puede convencerla de que también será capaz de hacerlo ahora", dice la Dra. Goldberg.

Quizá su hijo tuvo un percance menor. Trate de recordar cómo detuvo el sangrado, llamó al doctor y lo llevó al hospital para que le dieran una puntadas. Quizá después haya estado temblando como una hoja, pero hizo lo que tenía que hacer cuando lo tuvo que hacer.

Prográmese para progresar poco a poco. Si hay un aspecto de usted que no le gusta, trate de cambiarlo si puede. . . pero no de un día para otro. Según los expertos hay que ser realista en cuanto a las metas. Supongamos que usted quisiera ser más preparada. Pues no hay problema. Matricúlese para tomar una materia en la universidad o el colegio local, a ver cómo le va. Cuando termine la clase felicítese por haberla tomado. Después, al siguiente semestre, intente llevar dos materias.

Esta filosofía también se puede aplicar a los otros aspectos de su vida, como por ejemplo el perder peso. "Las personas siempre hacen comentarios como: 'Estoy gordísima. Tengo que bajar 50 libras (25 kg)'", dice la Dra. Greene. "Yo digo, 'No, no, no. Primero baje 10 libras (5 kg)'". O sea, piense en pasos pequeños para lograr la meta final.

Felicítese. Al dividir sus metas en pasos razonables e irlos logrando, recompénsese. Según la Dra. Greene, esto reforzará su confianza y autoestima. Por otra parte, las metas ilógicas pueden llevarla al fracaso y desgastan el amor propio.

Haga una lista de sus habilidades y logros. Después repase la lista y encierre en un círculo los puntos que le parezcan importantes para la situación actual. Este ejercicio puede ayudarla cuando tenga problemas para tomar una decisión, dice la Dra. Goldberg.

Supongamos que está considerando ofrecerse como voluntaria para un proyecto especial en el trabajo, pero no puede decidirse sobre qué hacer. Decida qué habilidades requiere el proyecto. Quizá necesite una persona orientada a los detalles, confiable y puntual. Cuando revise su lista, quizá usted se dé cuenta que demostró esos mismos talentos cuando coordinó la recaudación de fondos para los damnificados en su país después de una catástrofe. Entonces usted sabrá que también será capaz de manejar el proyecto de trabajo.

Trate de ser autosuficiente. El saber que puede defenderse sola, o sea, que no tiene que depender de otra persona para todo, puede darle mucha autoestima, afirma la Dra. Harriet Lerner, Ph.D., una psicóloga de Topeka, Kansas. Si tiene amigas, acuda a ellas en busca de apoyo emocional. Si no tiene habilidades laborales que le permitan emplearse, aprenda. Propóngase alcanzar una mayor independencia. Así su autoestima estará por las nubes.

IRRITABILIDAD

Consejos para contentarse

Si usted no ha estado irritable últimamente, quizá pertenezca a una minoría.

"La irritabilidad es endémica", dice el Dr. James S. Gordon, director del Centro para la Mente y el Cuerpo en Washington, D.C. "Es una afección de los tiempos modernos".

Hay muchas razones para ello: la sobrepoblación, las muchas cosas que hacer en muy poco tiempo, los problemas económicos; o sea, es causada por una letanía de males modernos. De hecho, una de las razones por la que la irritabilidad es tan común hoy en día es que son varios los factores —físicos, psicológicos y espirituales— que pueden provocarla.

"Usted puede encontrarse con que no es capaz de tolerar la clase de cosas que normalmente toma con calma: que se le queme la tostada en el desayuno, que la persona que va en el automóvil de adelante no avance en el momento en que la luz del semáforo cambia a verde. Generalmente se trata de cosas sobre las que no tenemos control", dice Tim Birdsall, N.D., el director de Medicina Naturopática del Centro Médico Midwestern Regional en Chicago. "Subyacente a eso, con frecuencia nos topamos con una elevada sensación de ansiedad, que casi siempre está relacionada con algo completamente diferente de la molestia que parece estarla irritando en un momento dado. No está irritable por la tostada quemada ni por la persona en el automóvil de adelante. Está irritable debido a que sufre de ansiedad por su empleo, su familia, sus finanzas, sus relaciones. . . por su vida".

A continuación le damos algunas opciones de los expertos para controlar su carácter.

Contemple para calmarse. La meditación quizás ayude con la irritabilidad, dice Sundar Ramaswami, Ph.D., un psicólogo clínico de Stamford, Connecticut. La meditación la ayuda a cobrar conciencia de los impulsos físicos, como una mayor tensión muscular, que se presentan cuando usted se vuelve irritable, según el Dr. Ramaswami. Él dice que aprender a controlar esas respuestas físicas es la clave para aliviar la irritabilidad.

Para experimentar con la meditación, usted puede hacer la prueba con un par de técnicas sencillas.

La primera se llama "meditación de la conciencia". Con esta técnica, la idea es dejar que varias imágenes, ideas y sentimientos pasen por su mente. Para probarla, busque un lugar tranquilo y siéntese de manera cómoda. Respire profunda y lentamente varias veces. Mientras exhale, pregúntese: "¿Quién soy?" Fíjese en las asociaciones —"soy una madre", "soy una esposa", "soy una profesional", "estoy cansada"— que surgen, sin juzgarlas. Pero no pierda la concentración. Por ejemplo, si al preguntar "¿quién soy?" usted responde "soy la dueña de una casa" y empieza a preocuparse por las mensualidades, centre su mente de nuevo en la pregunta: "¿Quién soy?".

Otro tipo de meditación que puede probar es la "meditación de la concentración". Esta técnica usa una palabra (un mantra), un objeto (como una vela) o una sensación (como respirar) para centrar la mente. Sólo hay que concentrarse en el objeto para realizar este tipo de meditación.

Medite durante 20 minutos dos veces al día, sugiere el Dr. Ramaswami. Conforme domine mejor las sensaciones y necesidades de su cuerpo y cobre conciencia de ellas, dice, encontrará que puede meditar menos y conseguir el mismo efecto.

Piense en verde. Parece mentira, pero según la coloroterapeuta Mary Bassano este color ayuda a las personas a tranquilizarse. Ella sugiere dedicar un par de minutos a imaginarse nadando en una burbuja de luz

RECETA ANTIIRRITACIÓN

Victoria Edwards, una aromaterapeuta de Fair Oaks, California, desarrolló la siguiente mezcla tranquilizante de aceites esenciales:

- 5 gotas de lavanda (espliego, alhucema, *lavender*)
- 2 gotas de manzanilla romana
- 4 gotas de *ylang ylang*

Mezcle los aceites en una pequeña botella oscura y agite. Use un difusor o simplemente rocíe algunas gotas en un pañuelo de papel. Sáquelo y aspire siempre que se sienta irritada.

Para obtener más información sobre cómo conseguir hierbas y otros productos naturales, vea el glosario en la página 163 y la lista de tiendas en la página 167.

verde. Mientras haga esto, escuche una de las siguientes piezas de música clásica que según Bassano la ayudarán a relajarse: *Melodía en fa* (*Melody in F*) de Arthur Rubinstein, *Claro de luna* (*Clair de Lune*) de Claude Debussy o *Concierto para violín en mi menor* (*Violin Concerto in E Minor*) de Félix Mendelssohn. También puede probar con estas grabaciones de *new age*: *Fairy Ring* de Mike Rowland o *Pan Flute* de Za Mir. Podrá encontrar estas piezas en las tiendas de discos.

Pegue el grito, pero no en el cielo. Cierre sus ojos y escuche un grito silencioso en su interior, sugiere Elizabeth Ann Barrett, R.N., Ph.D., profesora de la Universidad de Hunter en la ciudad de Nueva York. Sienta cómo este grito le sale desde adentro.

"La idea básica de este ejercicio de visualización es que hay una agonía o grito dentro de usted que no ha sido expresado y que es por eso que usted está irritable. Esto puede ayudarla a librarse de ese dolor", dice la Dra. Barrett. Ella sugiere hacer este ejercicio de imágenes una vez al día, por la mañana o cuando lo necesite. Es posible que requiera de práctica, dice ella, así que si no siente el grito la primera vez repita la prueba al día siguiente.

Como alternativa, imagínese que sus nervios son una serie de ligas estiradas en todo su cuerpo. Vaya soltando las ligas una por una. Visualícese relajándose cada vez más conforme libere cada liga, dice la Dra. Barrett. Ella recomienda que haga este ejercicio de imágenes dos veces al día, una vez por la mañana y otra vez por la noche; deje que continúe hasta que se sienta relajada. De ser necesario, agrega, usted puede repetir este ejercicio de imágenes en cualquier momento del día.

Cálmese con carbohidratos. Las frutas y las verduras son ricas en carbohidratos complejos que incrementan la serotonina, una sustancia química cerebral que produce un efecto calmante en general, dice el Dr. Julian Whitaker, fundador y presidente del Centro de Bienestar Whitaker en Newport Beach, California. Mientras siempre es buena idea comer muchos productos vegetales, "cuando se sienta irritable es especialmente importante comer más frutas y verduras", dice.

Ponga en práctica la medicina homeopática. Si usted exige atención y necesita ser reconfortada pero su irritabilidad empeora con el ruido o cuando alguien le dirige la palabra, pruebe el remedio homeopático *Chamomile 30C* por la mañana y por la tarde hasta que los síntomas disminuyan, dice Chris Meletis, N.D., un médico naturópata de la Escuela Nacional de Medicina Naturópática en Portland, Oregon. Según el Dr. Meletis, también puede beneficiarse de tomar *Bryonia 30C* dos veces al día si usted presenta tendencia a tener los labios resecos y su condición empeora por la mañana o cuando alguien la toca. En una dosis similar, el *Nux vomica 30C* puede reducir su irritación si también se siente tensa, sufre dolor de espalda e indigestión y se siente peor cuando alguien le hace preguntas, afirma él. Si usted siente un profundo enojo y resentimientos con tendencias vengativas, él sugiere una dosis similar de *Staphysagria 30C*. (Los remedios homeopáticos se consiguen en las tiendas de productos naturales. Vea la lista de tiendas en la página 167).

Remójese. Hay un tipo de baño llamado el "baño neutro" que tiene un efecto equilibrante en la gente ansiosa o irritable, según afirma Charles Thomas, Ph.D., un terapeuta físico en el Centro de Terapia de Desert Springs en Desert Hot Springs, California. Llene la bañadera (bañera, tina) con agua a una temperatura ligeramente por debajo de la temperatura corporal, o sea, aproximadamente entre 94°F (34°C) y 97°F (36°C). Sumerja lo más que pueda de su cuerpo, dice, y permanezca en el baño durante al menos 30 minutos, agregando el agua necesaria para mantener la temperatura del baño. El Dr. Thomas sugiere este remedio siempre que usted se sienta irritable.

Siéntase mejor con un suplemento. Una dosis diaria de un aminoácido llamado ácido gamaaminobutírico (*gammaaminobutyric acid* o *GABA*) puede incrementar los niveles de serotonina, la sustancia cerebral que tiene un efecto calmante y puede ayudarla a aliviar la irritabilidad, dice el Dr. Whitaker. Usted puede adquirir el GABA en forma de suplementos en la mayoría de las tiendas de productos naturales. Tome la dosis recomendada en la etiqueta.

Enfoques herbarios

Las plantas también pueden ayudarnos cuando estamos irritadas. A continuación ofrecemos unos remedios botánicos para su botiquín.

Tome tome la *kava kava*. Cuando la irritabilidad sea una consecuencia de la ansiedad, como sucede con frecuencia, la *kava kava* puede darle cierto alivio, dice el Dr. Birdsall. Esto se debe a que ayuda a su sistema nervioso central a manejar el estrés en forma más eficiente. Sin embargo, la *kava kava* no debe usarse a largo plazo. El Dr. Birdsall considera que de dos a cuatro semanas es un período razonable para usarla.

Él recomienda tomar entre 400 y 600 miligramos de extracto de *kava kava* 3 veces al día. Busque productos de *kava kava* que estén estandarizados para contener una concentración de kavalactonas (*kavalactones*) —el componente activo de la hierba— de un 30 por ciento. Para que el cuerpo la absorba mejor, el Dr. Birdsall recomienda tomar esta hierba con los alimentos.

Adáptese con este adaptogénico. El estrés con frecuencia es un factor importante que contribuye a la irritabilidad, señala el Dr. Birdsall, y el *ginseng* es un tónico excelente para ayudar a manejar el estrés. Como una de las hierbas "adaptogénicas", ayuda al cuerpo a adaptarse en diferentes formas a las tensiones del entorno. Esto incluye las tostadas quemadas y los conductores que no ponen atención.

Antes de salir a comprar esta hierba, debe tomar en cuenta que hay diversas variedades. Dos de las mas comunes son de la familia *Panax*: el *ginseng* coreano (*Korean ginseng* o *Panax ginseng*) y el *ginseng* americano (*American ginseng* o *Panax quinquefolium*). El Dr. Birdsall recomienda tomar entre 75 y 150 miligramos del extracto estandarizado de cualquiera de estas dos hierbas dos veces al día. Busque extractos estandarizados que tengan una concentración de ginsenosides (*ginsenosides*) —el componente activo de la hierba— de un 20 por ciento como mínimo, dice el Dr. Birdsall. Comience con la dosis menor e increméntela a una cantidad mayor si es necesario.

Si no encuentra el *ginseng Panax* puede sustituirlo por el *ginseng* siberiano, conocido en inglés como *Siberian ginseng* y en latín como *Eleutherococcus senticosus*. Según el Dr. Birdsall, esta variedad le proporcionará los mismos beneficios para vencer la irritabilidad que el *Panax*. Tome las mismas dosis recomendadas para el ginseng *Panax*. Busque extractos que estén estandarizados para tener una concentración de eleuterosides (*eleutherosoides*) —el componente activo de la hierba— de un 0.5 por ciento como mínimo. Puede tomar el *ginseng* entre 4 y 12 semanas.

Mímese con manzanilla. Beba una taza de té de manzanilla media hora antes de acostarse. "La gente generalmente está irritable debido a que su sistema nervioso está sobreestimulado, y la manzanilla es muy buena para calmar esa condición", dice Thomas Kruzel, N.D., un naturópata con consulta privada en Portland, Oregon. Para preparar una taza, simplemente ponga una cucharada de manzanilla seca en una bolsa de té metálica, ponga la bolsa en una taza y vierta una taza de agua hirviendo encima. Déjelo reposar entre cinco y diez minutos y beba. Úselo cuando lo necesite.

Pruebe el caldito de la calma. Otra opción para calmarse es un caldo de lechuga romana (orejona *Romaine lettuce*) y nuez moscada. El Dr. Gordon recomienda este remedio casero gitano que es fácil de hacer. Tome una lechuga romana, píquela finamente, hiérvala en 3 pintas (2 l) de agua hasta que esta se evapore y queden 1½ pintas (aproximadamente ½ l) y beba 1 taza 3 veces al día. Una pizca de nuez moscada proporcionará un efecto tranquilizante adicional, dice el Dr. Gordon. Tome este té durante algunas semanas en períodos de estrés, u ocasionalmente si tiene problemas para dormir. No es un sustituto para el tratamiento de una condición estresante o para la meditación, pero desde luego puede ayudar.

Para obtener más información sobre cómo conseguir hierbas y otros productos naturales, vea el glosario en la página 163 y la lista de tiendas en la página 167.

MALA MEMORIA

Las rutas del recuerdo

¿Se le olvidó algo? No se preocupe. A todas nos sucede, quizá con más frecuencia de la que estamos dispuestas a aceptar. Y aunque estos errores sinápticos quizá tengan algo que ver con el envejecimiento, también podrían ser una consecuencia del estrés o del aburrimiento.

Desde luego la edad es un factor a considerar con respecto a la mala memoria. De hecho, la cantidad y calidad de sus recuerdos comienzan a deteriorarse cuando usted tiene apenas 18 años, dice Glenn Smith, Ph.D., un psicólogo de la Escuela de Medicina de Mayo en Rochester, Minnesota. "No es que usted recuerde menos al envejecer", explica. "Es que uno requiere menos tiempo para adquirir información cuando tiene 18 años que cuando tiene 45, lo mismo que se necesita menos tiempo a los 45 que a los 75 años de edad".

Lo que sucede es que desde la última etapa de la adolescencia hasta un poco después de haber cumplido los 30 años, usted está bajo una presión tremenda para aprender y recordar información, observa Douglas Herrmann, Ph.D., un psicólogo investigador del departamento de Psicología de la Universidad Estatal de Indiana en Terre Haute. "En realidad", especula, "la gente mayor quizá no tenga problemas de memoria. En cambio, tal vez simplemente sea que enfrenten menos presión para recordar la información. Las diferentes etapas de la vida producen diferentes niveles de motivación y expectativas".

El Dr. Herrmann considera que el estrés, y no la edad, es el responsable de la mayoría de los episodios de mala memoria. Además, "los acontecimientos que tienen una gran carga emocional,

AVISO MÉDICO

Si frecuentemente (por lo menos una vez a la semana) le cuesta trabajo recordar información importante, como las citas o si ha tomado o no sus medicamentos, o si rutinariamente se siente confundida o perdida en situaciones familiares, consulte su médico, recomienda Glenn Smith, Ph.D., un psicólogo de la Escuela de Medicina de Mayo en Rochester, Minnesota.

como el nacimiento de un hijo, un divorcio, la pérdida del empleo o el fallecimiento de un ser amado, pueden causar estragos en la memoria de cualquier persona a cualquier edad", dice.

¿Será que su sexo desempeña algún papel en la forma en que recuerda la información? Es muy posible que así sea. "La idea de que las mujeres son mejores para recordar la lista de las compras y los hombres son mejores para recordar las indicaciones para llegar a un sitio es cierta", según el Dr. Herrmann. Pero igual que con la edad, las diferencias en la memoria basadas en el sexo quizá se deban no a la capacidad sino a las expectativas.

"Es muy posible que las mujeres recuerden mejor los artículos de las listas sencillamente porque eso se espera de ellas", dice el Dr. Herrmann. "Igualmente se espera que los hombres recuerden las indicaciones y que jamás se detengan a preguntar".

A fin de cuentas, quizás la memoria no sea más que una cuestión de experiencia, indica el Dr. Herrmann. "Si una mujer es buena para recordar las listas se debe a que ella ha hecho la mayoría de las compras", dice. "Y si el hombre es bueno para recordar las indicaciones para llegar a un sitio es porque él conduce la mayoría de las veces". Invierta sus experiencias y la mujer será excelente para recordar este tipo de indicaciones, mientras que el hombre destacará en recordar las listas.

Consejos cognitivos

De todos modos, usted puede agudizar sus habilidades cognitivas aprendiéndose unas cuantas mañas para la memoria. Las siguientes técnicas pueden ayudarla a recordar cualquier cosa con facilidad.

Procéselo poco a poco. Los estudios demuestran que las personas pueden experimentar fallas de la memoria cuando la información se les presenta con tanta rapidez que tienen poco tiempo para procesarla, dice el Dr. Smith. Él recomienda que use tácticas de demora para conseguir el tiempo que necesite.

Por ejemplo, cuando le presenten a alguien en una fiesta, entable una breve conversación con esa persona. Repita su nombre, pregúntele dónde trabaja, hágale un cumplido sobre la ropa que lleva. Esta técnica le dará tiempo para memorizar su nombre, además de establecer asociaciones que usted puede usar para recordar su nombre más adelante.

Repita la información en voz alta. Por ejemplo, podría usar esta técnica en el caso anterior de la fiesta. Cuando le presenten a alguien, diga el nombre de la persona: "Es un placer conocerte, Laura". Más tarde, diga su nombre en medio de la conversación: "Laura, ¿has ido al nuevo restaurante de la Avenida Palmas?". Después, cuando se despida, diga su nombre por última vez: "Laura, me gustó mucho hablar contigo. Espero que nos veamos pronto".

Asócielo. Use la visualización para crear asociaciones entre lo que desea recordar y lo que es efectivamente memorable. "Por ejemplo, cuando conozca a alguien elija su característica más distintiva y exagérela en su mente", sugiere el Dr. Smith. Después asóciela con su nombre, su empleo o cualquier otra cosa que desee recordar.

Ordénelo. Para memorizar la información secuencial, visualícela y ensáyela en el orden adecuado. El Dr. Smith se refiere a esto como un trayecto de memoria.

Para crear un trayecto de memoria, primero piense en su rutina normal cuando llega a casa del trabajo. Abre la puerta y entra, cuelga su chaqueta, va a su habitación para cambiarse de ropa, se dirige a la cocina para tomar una merienda (botana, refrigerio, tentempié) y después se sienta a leer el periódico. Asocie los pasos de esta experiencia familiar con la secuencia que necesite recordar.

Por ejemplo, la noche de la cena de beneficencia, quizás pueda acordarse de presentarse con el orador invitado (piense en abrir la puerta para entrar a su casa). Usted acompañará a esta persona a su mesa (colgar su chaqueta). Presentará a la persona a sus asociados (cambiarse de ropa). Después de la cena acompañará a la persona al podio (tomar una merienda). Después la presentará al auditorio (leer el periódico).

Memorice las listas. Los ejercicios mentales frecuentes como el memorizar nombres, listas de las compras y otra información importante resultan vitales para mantener su memoria aguda al ir haciéndose mayor, dice Alan S. Brown, Ph.D., profesor de Psicología de la Universidad de Southern Methodist en Dallas.

"Las personas que ya han pasado de los 60, 70 y 80 años de edad tienden a no practicar el uso de su memoria con la misma frecuencia que lo hacían cuando eran más jóvenes", dice. "Por ejemplo, muchas personas en este grupo de edades dependen de las listas, y es una buena técnica si no se usa con exageración. Pero si usted empieza a depender demasiado de las listas, esto puede en realidad reducir su habilidad para concentrarse y recordar las cosas".

Así que al menos una vez a la semana haga la prueba de elaborar una lista mental en lugar de escrita que la ayude a hacer sus compras, a limpiar la casa y a hacer otras tareas diarias. El memorizar estas tareas es uno de los mejores y más fáciles ejercicios para desarrollar su memoria, según el Dr. Brown.

Organícese. Si usted riega las cuentas, las llaves del auto y sus anteojos (espejuelos) al azar por su casa u oficina, tendrá problemas para encontrarlos, debido simplemente a que es probable que no haya prestado atención cuando los dejó por ahí, dice Janet Fogler, una trabajadora social clínica de los Servicios Geriátricos Turner del Sistema de Salud de la Universidad de Michigan en Ann Arbor. Designe un rincón para sus llaves y siempre colóquelas allí. Deseche las revistas y los periódicos viejos al menos una vez a la semana. Mantenga una papelera cerca de donde clasifica el correo, y tire inmediatamente el que no le sirva, sugiere Fogler.

Espere un momento. La mayoría de nosotras hemos experimentado al menos un momento de ansiedad cuando no podemos recordar si le dimos de comer al gato o si apagamos la plancha. Generalmente esa es una señal de que estaba distraída. Así que siempre haga una pausa, respire profundamente y reléjese antes de salir por la puerta, dice Danielle Lapp, una investigadora de Capacitación de la Memoria en la Universidad de Stanford en Palo Alto, California. Tómese un momento para hacerse algunas preguntas: "¿Adónde voy? ¿Qué estoy haciendo? ¿Qué necesito? ¿Se me ha olvidado algo importante?".

Hable sola. El hablar consigo misma mientras realiza una tarea puede ayudarla a enfocar su atención y hacer que las cosas sean más fáciles de recordar, dice Fogler. Por ejemplo, mientras ordene la casa, describa sus acciones durante todo el proceso. Puede decir: "Estoy poniendo esta ropa vieja en una caja de cartón marcada con una 'X' roja. Ahora estoy llevando la caja al sótano. Estoy poniendo la caja detrás de las sillas azules que usamos en el patio durante el verano". Cuando quiera encontrar la caja, vuelva a describir lo que hizo y probablemente no tenga problema para encontrarla, afirma.

Escriba un cuento corto. Una forma sencilla de memorizar una lista corta es transformarla en un cuento. "Es una de mis técnicas de memoria preferidas", dice Fogler. "Funciona muy bien".

Suponga que necesita llamar a su hija para el cumpleaños de su nieto y también al veterinario para fijar una cita para su gato. Para refrescar su memoria, haga la prueba de crear un cuento de una sola frase, como "Mi hija va a regalarle un gato a mi nieto en su cumpleaños". En esta frase usted tiene un recordatorio de las llamadas telefónicas que tiene que hacer. Igual de fácil, usted puede crear tres o cuatro recordatorios con un solo cuento, dice Fogler.

Haga que lo ordinario sea extraordinario. Un buen recordatorio puede ser poco convencional e incluso extraño, dice Fogler. La próxima vez que necesite recordar un mandado, haga la prueba de poner una media (calcetín) en el refrigerador. Puede estar segura de que ver la media le refrescará la memoria la próxima vez que abra el refrigerador.

Establezca la conexión. Quizá se requiera un mayor esfuerzo para recuperar la información cuando una se vuelve mayor, pero no se dé por vencida, dice Lapp. Trate de organizar sus pensamientos. Mantenga su "analizador" de la memoria cerca del tema. Por ejemplo, si no puede acordarse del título de una película siga hablando sobre ésta. Mencione a tantos actores y actrices como pueda. Con esto quizá desencadene el recuerdo que realmente desea, afirma.

Atrape una ola. Las técnicas de relajación como respirar profundamente pueden reducir el estrés y mejorar su capacidad para recordar, dice Lapp. Para hacer la prueba, siéntese cómodamente sin tensar los músculos y cierre los ojos. Deje que sus brazos y piernas descansen sin fuerza. Mantenga la boca cerrada e inhale profundamente por la nariz hasta que sus pulmones estén llenos de aire. Ahora exhale lentamente, nuevamente por la nariz, hasta que haya sacado todo el aire.

Mientras continúa respirando profundamente, escuche el ritmo del aire que entra y después sale lentamente. Fíjese en que suena como unas olas que se estrellan suavemente en la playa. Visualice el movimiento de las olas, su sonido y el aroma de la brisa marina. Disfrute las sensaciones. Use esta técnica de visualización tan frecuentemente como pueda, especialmente cuando se sienta tensa y experimente dificultad para recordar las cosas, dice Lapp. Haga la prueba en el trabajo o mientras esté haciendo cola. La parte de la visualización del ejercicio es suficiente para reducir la ansiedad cuando tiene problemas para recordar algún dato.

Mejore su memoria al moverse más. Los ejercicios aeróbicos como una caminata vigorosa o nadar pueden mejorar su memoria entre un 20 y un 30 por ciento, dice el Dr. Gordon, aunque él recomienda que se someta a una revisión médica antes de iniciar cualquier programa de ejercicios.

Descanse lo suficiente. Cuando se sienta cansada tendrá más problemas para enfocar su atención y su memoria sufrirá las consecuencias, dice Fogler. Una noche de reposo la ayudará en su proceso cerebral y a almacenar información nueva, dice el Dr. Gordon. Aunque la mayoría de la gente duerme entre seis y ocho horas por noche, la cantidad de sueño que necesita puede variar. Trate de obtener suficientes horas de sueño para que se sienta bien descansada cuando se despierta, sugiere.

Qué se debe tomar para poder recordar

Aún no hay una poción mágica que aumente la capacidad cerebral y evite la pérdida de la memoria. Cierta investigación señala una posible relación entre los niveles de azúcar en la sangre y la memoria. "Los descubrimientos como estos nos hacen guardar cierta esperanza de que algún día haya auxilios alimenticios y farmacológicos para mejorar las funciones cognitivas como la capacidad de recordar", dice Paul E. Gold, Ph.D., profesor de Psicología en la Universidad de Virginia en Charlottesville.

Mientras tanto, si desea recordar mejor en forma natural pruebe los siguientes remedios herbarios.

Recuerde con el romero. Los aromaterapeutas han identificado al romero como un estimulante mental que mejora la memoria y la concentración. Usted puede conseguir el aceite esencial de esta hierba en las tiendas de productos naturales. También puede beber diariamente tres tazas de té de romero. Según C. Leigh Broadhurst, Ph.D., una herbolaria de Clovery, Maryland, el romero tiene ricas propiedades antioxidantes que ayudan a evitar la desintegración de las sustancias químicas del cerebro que son clave para la memoria.

Para prepararse una buen taza de té de romero, agregue 1½ cucharadas de hierba seca a aproximadamente 8 onzas (240 ml) de agua hirviendo. Cúbralo y déjelo hervir a fuego lento por cinco minutos; después retírelo del fuego y déjelo reposar por cinco minutos. Cuélelo y bébalo.

Tome suplementos de *gingko*. Numerosos estudios demuestran que el *gingko* (biznaga) no sólo mejora el flujo sanguíneo al cerebro, sino que también mejora la capacidad del cerebro para usar el oxígeno, dice Kathi Keville, una herbolaria de Nevada City, California. Usted puede conseguir suplementos de *gingko* en las tiendas de productos naturales. Tenga en cuenta que necesitará tomar los suplementos entre uno y tres meses para notar una diferencia en su desempeño mental.

Pruebe el *ginseng*. William Warnock, N.D., director del Centro Champlain para Medicina Natural en Shelburne, Vermont, recomienda tomar *ginseng* para los problemas de memoria por una razón muy específica: estimula la producción de una hormona llamada DHEA que producen las glándulas suprarrenales. Algunos científicos especulan que la reducción en el nivel de DHEA es uno de los factores que contribuye al envejecimiento, así que en teoría, el incrementar la producción de DHEA ayuda a mantener a raya el envejecimiento.

Un estudio encontró que los suplementos de DHEA mejoran la sensación de "bienestar" en las mujeres mayores. En este caso, el sentido del bienestar se midió por la profundidad del sueño, la buena condición de las articulaciones, la movilidad y la habilidad para hacer frente a diferentes situaciones.

A fin de obtener los beneficios del *ginseng*, el Dr. Warnock recomienda tomar 20 gotas de tintura de *ginseng* 3 veces al día. Tómela durante seis semanas, dice el Dr. Warnock, y después dése un descanso de dos semanas. Haga esto en un ciclo constante a fin de evitar que su cuerpo se acostumbre al *ginseng* y provoque que la hierba pierda su eficacia. Tanto la variedad asiática como la siberiana del *ginseng* estimulan la producción de DHEA, afirma.

(*Nota*: una tintura o *tincture* es un líquido concentrado elaborado al mezclar una hierba con un líquido como alcohol o glicerina, el cual extrae las propiedades medicinales de la hierba. Las tinturas se consiguen en las tiendas de productos naturales en botellitas de 1 onza/30 ml.

Si desea, usted puede preparar sus propias tinturas en casa. Para hacer esto, en un frasco oscuro, ponga hojas secas de cualquier hierba que quiera usar para preparar la tintura y viértales el líquido. La medida general que muchos herbolarios recomiendan es de 2 onzas/56 g de hojas secas por cada pinta/473 mililitros de líquido. Esto debe rendir más o menos 1 onza de tintura, lo que es la cantidad usual. No obstante, usted puede usar más o menos según sus necesidades. Por ejemplo, puede usar 1 onza de hierbas con ½ pinta de liquido; lo importante es que se base en la medida recomendada. Si desea usar alcohol, la bebida alcóholica que se usa más comúnmente para preparar tinturas es el vodka. Póngale una etiqueta al frasquito con el nombre de la hierba y la fecha para acordarse de qué es y cuándo lo preparó. Guarde el frasquito por seis semanas en un lugar seco y oscuro donde los niños no lo puedan alcanzar. Revise la mezcla cada cuantos días y agítela. No se preocupe si ha cambiado de color, eso es normal. Si nota que el nivel del alcohol está muy bajo, échele suficiente como para cubrir las hojas. Después de las seis semanas, cuele el material herbario y guarde la tintura en una botellita oscura. Para administrar la dosis, use un gotero. Puede conseguir botellitas oscuras para guardar tinturas con tapas de goteros en las tiendas de productos naturales).

Agárrese un adaptogénico. De acuerdo con la Dra. Broadhurst, la hierba india *ashwaganda* es un tipo de hierba conocida como un adaptogénico, lo que significa que tiene una amplia gama de efectos que ayudan a restablecer el funcionamiento normal del cuerpo cuando éste está desequilibrado en diversas formas. Entre estas propiedades reconstituyentes, afirma, está la capacidad de mejorar la función cerebral y, por consiguiente, la memoria. Es seguro tomar la dosis sugerida en forma continua, dice la Dra. Broadhurst.

Ella recomienda tomar una cápsula de 500 miligramos de *ashwaganda* 2 ó 3 veces al día.

Ingiera otra hierba india. Los practicantes del ayurveda, una forma de medicina natural de la India, consideran la *gotu kola* como una importante hierba rejuvenecedora, especialmente para las neuronas. Según el Dr. Warnock, funciona en parte debido a que tiene propiedades contra la ansiedad que ayudan a contrarrestar los efectos negativos del estrés.

"Aunque el cerebro es infinitamente más complicado que una computadora, tiene una tendencia similar a bloquearse si se le pide que haga demasiadas cosas a la vez", afirma. "La ansiedad invade el cerebro, y al reducir la ansiedad usted le permite concentrarse en otras cosas". Él recomienda tomar 2,000 miligramos de *gotu kola* en forma de cápsulas 2 veces al día, asegurándose de que las cápsulas contengan asiaticosida (*asiaticoside*) —el componente activo de la hierba— en una concentración de un 40 por ciento.

Para obtener más información sobre cómo conseguir hierbas y otros productos naturales, vea el glosario en la página 163 y la lista de tiendas en la página 167.

MAL HUMOR

Motivos para sentirse mejor

Todas tenemos días cuando nada nos viene bien. Por una razón u otra, todos los aspectos de nuestra rutina diaria nos caen mal: su marido ocupando el baño por una eternidad, su mamá golpeándole la puerta para que acabe pronto y sus hijos peleando por alguna tontería. Tiene que hacer cuatro almuerzos y sólo quedan dos rebanadas de pan. Aunque nada de esto es fuera de lo común, de pronto los golpes de su mamá, los gritos de los chamacos y la frustración que siente porque le dijo claramente a su marido que trajera pan *ayer* y no lo hizo, ya la tienen al punto de estallar.

Bueno, quizás esto no la consuele mucho, pero como usted hay muchas. De hecho, cuando se trata del mal humor las mañanas resultan particularmente difíciles para muchas mujeres (y también para los hombres), dice Robert Thayer, Ph.D., un profesor de Psicología de la Universidad Estatal de California en Long Beach.

"Aunque algunas personas son matutinas y otras personas son nocturnas, por cierto que el mal humor se presenta en momentos previsibles peligrosos para mucha gente", dice el Dr. Thayer. Y la mañana es uno de estos momentos peligrosos. ¿Por qué? El Dr. Thayer especula que se debe al reloj biológico interno que todas tenemos, el cual rige nuestros niveles de energía.

Temprano por la mañana, debido a la forma en que funciona nuestro reloj biológico no tenemos mucha energía que digamos. Al andar con las pilas bajas, no nos sentimos bien. Entre media mañana y media tarde mejora la cosa y la mayoría de las mujeres estamos en nuestro máximo nivel de energía. Pero luego en la tarde, aproximadamente entre las 3:00 P.M. y las 4:30 P.M., los niveles de energía se desploman. Por eso afirma el Dr. Thayer que "los problemas que surgen al atardecer pueden tener el mayor impacto sobre nuestro humor".

Luego nuestros niveles de energía se incrementan otra vez cuando empieza a anochecer, aproximadamente entre las 5:00 P.M. y las 7:00 P.M. Pero después de la cena van disminuyendo hasta llegar a su punto más bajo del día justo antes de la hora de acostarse, afirma al Dr. Thayer.

Pues según esta teoría, el hecho de que nada le venga bien por la mañana probablemente se deba al hecho de que naturalmente no tiene mucha energía a esa "hora biológica".

No obstante, eso es sólo una teoría. En realidad, los psicólogos no han podido definir bien el término *mal humor*. Lo que sí saben, según explica el Dr. Robert S. Brown, Ph.D., profesor clínico de Medicina Psiquiátrica en la Universidad de Virginia en Charlottesville, es que "tiene muchas causas. Puede ser el resultado de cualquier cosa, desde el síndrome premenstrual (*PMS* por sus siglas en inglés) hasta las personas irritantes".

A pesar del hecho de que la ciencia no relaciona totalmente el período antes de la menstruación con el mal humor, las mujeres generalmente creen en esta relación, según el Dr. Thayer. Semestre tras semestre, prácticamente todas sus alumnas de Psicología Avanzada dicen que el mal humor y el PMS van de la mano, aun cuando la investigación científica que estudian con frecuencia indica lo contrario. Sus convicciones no se basan en lo relativamente poco que sabe la ciencia sobre el PMS sino en su propia experiencia, afirma.

Buenas medidas para el mal humor

El hecho de que el mal humor ocasional sea inevitable no significa que usted no pueda limitar su intensidad y duración, dice Mary Amanda Dew, Ph.D., profesora adjunta de Psiquiatría en la Universidad de Pittsburgh. "Cuando usted está de mal humor, no siempre es buen idea simplemente esperar a que el mal humor desaparezca", dice. "Si persiste es necesario que tome alguna medida contra su mal humor para que no la devore y se intensifique volviéndose un problema más grave".

Para un caso común y corriente de mal humor, cuando prácticamente todo le dé dentera y quienes la rodean corran a refugiarse, pruebe las siguientes sugerencias.

Apunte. "Lleve un diario de su humor durante dos meses", dice el Dr. Ronald Podell, profesor clínico auxiliar de Psiquiatría en la Universidad de California en Los Ángeles. Califique su humor normal como 0. Califique el mal humor de -1 a -3 y el buen humor de $+1$ a $+3$. Una calificación de -3 es un humor pésimo y una calificación de $+3$ es un excelente humor.

Entonces anote su humor cada dos horas. "El llevar un diario de su humor le permite ver si éste cae en patrones que dependen de la hora", dice el Dr. Podell.

No sea portadora del mal humor. "El mal humor es tan contagioso como un resfriado (catarro)", dice el Dr. Podell. "Cuando usted está con alguien que está de mal humor, éste es contagioso. Yo lo llamo 'fusión de humores'", agrega. Su mal humor infecta el humor de su acompañante y muy pronto surge una serie de culpas, irritabilidad y enojos. En un matrimonio, este círculo vicioso puede obstaculizar su vida sexual y crear verdaderos conflictos maritales. Si tanto usted como su pareja están conscientes de que usted presenta cierta tendencia al mal humor en determinadas horas del día, considere evitar temas o actividades potencialmente provocadores a esas horas.

Camine vigorosamente durante diez minutos. "El ejercicio moderado resulta de ayuda cuando el mal humor se presenta durante sus períodos de baja energía", dice el Dr. Thayer. "Camine como si estuviera atrasada para una cita, pero sin la sensación de ansiedad. No camine con tanta rapidez como para cansarse, pero lo suficientemente rápido para infundirle vigor. Mantenga una posición recta, relaje sus músculos y deje que sus brazos se balanceen en armonía con sus pasos". Lo bueno que tiene una caminata, aunque sea corta, es que no solamente incrementa sus niveles de energía sino que también ayuda a reducir la tensión muscular de su espalda, cuello y hombros, la cual contribuye al mal humor.

No se salte las comidas. "El saltarse una comida o hacer dieta puede afectar su humor", dice el Dr. Thayer. "Por ejemplo, si normalmente usted toma un almuerzo y se lo salta, su humor se volverá negativo ya que sus niveles de azúcar en la sangre bajarán".

En particular tenga cuidado 60 minutos después de tomar una merienda (botana, refrigerio, tentempié). "Nosotros llevamos a cabo uno de los pocos estudios que se han publicado sobre los efectos del azúcar en el humor", dice el Dr. Thayer. "Descubrimos que después de comer una barra de confitura usted sentirá un arranque de energía por aproximadamente 30 minutos. Pero una hora después de esta merienda su energía no sólo se desplomará, sino que bajará a un nivel incluso menor al que tenía antes de comer la barra de confitura. Lo peor de todo es que probablemente vaya a sentirse más nerviosa y tensa hasta por dos horas". Según el Dr. Thayer, la sensación inmediata de bienestar justo después de comer es lo que hace merendar a la mayoría de las personas golosas. "Si usted pudiera relacionar lo mal que se siente más tarde con la barra de confitura que comió hace una hora, sería menos probable que se decidiera a ingerir esa carga de azúcar", dice.

Por lo tanto, evite las dietas estrictas y la comida chatarra. En cambio, lleve una alimentación en que disfrute de cinco o seis comidas pequeñas a diario. Asegúrese de que sean alimentos bajos en grasa. Por ejemplo, puede comer avena con leche descremada de desayuno, unas frutas a media mañana, pollo o pavo con verduras de almuerzo, otra merienda por la tarde, como otro pedazo de fruta o un *bagel* integral, y cenar pescado o espaguetis con salsa baja en grasa. Hay muchas menos probabilidades de que el azúcar de las frutas afecte su humor y, además, éstas le aportarán las vitaminas y la fibra que su cuerpo necesita. (Para más información sobre cómo comer para adelgazar, consulte otro libro de esta serie, "Guías para mejorar su salud", el cual se titula *Su peso ideal.* Lo puede conseguir al llamar al 1-800-424-5152).

Haga algo para relajarse activamente. La meditación y otros ejercicios de relajación, como la visualización y la respiración pausada y profunda, pueden ayudarla a superar su mal humor, dice la Dra. Dew. "La oración también puede resultar muy útil. Una fuerte creencia de que hay una fuerza más poderosa que usted puede ser un gran beneficio en medio de su mal humor", afirma.

Llame a una amiga comprensiva. "Hablar con una buena amiga durante un período de mal humor puede darle una nueva perspectiva sobre lo que la está molestando", dice la Dra. Dew.

Vénzalo con vitaminas. Si usted cree que su mal humor se debe al PMS, tome de 25 a 50 miligramos de vitamina B_6 diariamente. Según el Dr. Podell, el humor del 66 por ciento de las mujeres que toman esta vitamina una vez al día parece mejorar en su siguiente ciclo menstrual.

Asoléese. "Algunas personas se vuelven apáticas y más irritables en los días nublados y oscuros", dice Michael Cunningham, Ph.D., profesor de Psicología en la Universidad de Louisville en Kentucky. "Estas personas generalmente se benefician de la exposición diaria a una caja luminosa".

Las cajas luminosas están disponibles a través de catálogos para compras por correo o a través de los fabricantes comerciales. Usted obtendrá el máximo beneficio de este aparato si primero consulta a su médico. Él podrá mostrarle cómo usar la caja correctamente y creará un calendario de tratamiento para usted.

PENA

Cómo sobrellevar el dolor

El fallecimiento de un ser amado nunca es fácil. Y mientras vamos haciéndonos mayores, cada pérdida parece mucho más dolorosa. Por ejemplo, aproximadamente 800,000 estadounidenses enviudan cada año. De acuerdo con la Oficina de Censos de los Estados Unidos, el 47 por ciento de las mujeres y el 14 por ciento de los hombres mayores de 65 años habrán perdido a su cónyuge. Sume a esto la muerte de un sinfín de amistades y parientes y podría estar llevando a cuestas una pesada carga de pena.

Pero aunque duele la pena también cura.

"La muerte de un ser amado, especialmente del cónyuge, es uno de los acontecimientos más estresantes en la vida de una persona", dice Laura Slap-Shelton, Ph.D., una psicóloga clínica de Bryn Mawr, Pensilvania. "No sólo ha perdido a una persona sino también ha perdido toda una vida de experiencias con alguien a quien amó. El poder llorar por esa pérdida y expresar enojo y otros sentimientos desagradables es parte del proceso de cicatrización. La pena definitivamente la ayudará a que sus heridas emocionales sanen, pero se tomará un tiempo".

Cuánto tiempo depende de cada persona. Para algunas, la pena termina al cabo de un año. Para otras pueden pasar años antes de que superen el período de duelo. Para algunas personas, cierta tristeza o sensación de extrañar a su esposo, pariente o amiga continúa indefinidamente. Los expertos en pena también saben que el dolor rara vez es ordenado. No tiene un curso establecido y puede ir sin rumbo fijo en forma impredecible a través de una amplia variedad de emociones, incluyendo el *shock*, la negación, el enojo, la desesperación y la aceptación.

"La mayoría de las personas se sienten aturdidas o en *shock* inmediatamente después de la muerte de un ser querido. Realmente no asumen el hecho de que la persona está muerta. Esto efectivamente es saludable, ya que el *shock* ayuda al sobreviviente a funcionar mejor los primeros días después de la pérdida y a arreglar todo lo necesario, como el funeral", dice Daniel L. Segal, Ph.D., profesor auxiliar de Psicología en la Universidad de Colorado en Colorado Springs.

Durante las semanas siguientes a la pérdida, las personas en duelo comúnmente experimentan poco apetito, pérdida de peso, insomnio, fatiga, mala memoria y problemas para concentrarse, dice el Dr. George T. Grossberg, un psiquiatra de la Universidad de San Luis en Missouri.

Pero mientras que la pena no es agradable, reprimirse es peor. De hecho, las personas que "entierran" su pena son más propensas a sufrir rachas prolongadas de depresión clínica y otros problemas emocionales graves que aquellas que expresan abiertamente su dolor, dice el Dr. Grossberg.

Así que aprender a manejar sus sentimientos de pérdida y seguir adelante con su vida resulta vital para su bienestar físico y emocional. Recuerde que es totalmente natural sentirse triste cuando muere un ser amado. Lo mejor que usted puede hacer es permitirse llorar y dejar que comience el proceso de cicatrización, dice la Dra. Slap-Shelton. A continuación nuestros expertos ofrecen algunas sugerencias para ayudarla con el dolor.

Comparta su tristeza. Busque amistades y parientes que puedan entender sus sentimientos de pérdida y que estén dispuestos a escucharla. El hablar la ayudará a aceptar y resolver la pérdida, dice el Dr. Harold G. Koenig, profesor de Psiquiatría en la Universidad de Duke en Durham, Carolina del Norte.

"Es muy importante expresar y compartir esas dolorosas emociones negativas tan pronto como se sienta capaz de hacerlo con alguien a quien usted se sienta unida", dice el Dr. Koenig. "De lo contrario, sus sentimientos seguirán surgiendo y harán más difícil el seguir adelante".

Únase a un grupo de apoyo. Otras personas que hayan sufrido recientemente la pérdida de un ser amado entenderán, incluso mejor que su familia y amigos, la dolorosa montaña rusa emocional por la que usted está pasando en este momento, dice la Dra. Slap-Shelton.

"En un grupo de apoyo, usted conocerá a gente que ha pasado por experiencias similares y que tiene respuestas prácticas para muchos de los problemas a los que usted se enfrenta. Usted puede llorar y decirle a la gente exactamente cómo se siente sin que la juzguen", dice la Dra. Slap-Shelton. Busque en la Internet, en los anuncios clasificados del periódico local o pídale a su confesor o médico información sobre los grupos de apoyo para situaciones de pesar que existen en su comunidad.

Cree un monumento memorable. Honre y recuerde a su ser amado en una forma que tenga un significado personal para usted, sugiere el Dr. Segal. Plante un árbol, haga un álbum de fotos, ofrézcase como voluntaria en la obra de beneficencia que prefiera o simplemente termine un proyecto que su ser amado haya comenzado. El crear un legado continuo en memoria de su ser amado la ayudará a sanar, afirma.

Deje que las palabras salgan. Registre en un diario los pensamientos y sentimientos que surjan durante su duelo, sugiere la Dra. Slap-Shelton. Piense en su diario como un lugar personal y privado en donde podrá expresar sus emociones más íntimas sin ser juzgada ni criticada. Con frecuencia resulta útil escribir una carta a su ser querido como un medio para expresar directamente sus sentimientos hacia esa persona. El descargar su pena y guardarla en forma segura en un diario también puede ayudarla a sentirse menos culpable al regresar nuevamente a su vida social.

Exprese lo no expresado. Aunque puede resultar doloroso, imagínese a la persona fallecida tal y como le gustaría recordarla. Después dése tiempo para hablar con la imagen de su ser amado. Diga todas las cosas que desearía haber dicho antes de que la persona falleciera, sugiere el Dr. Dennis Gersten, un psiquiatra en San Diego, California. Si se siente enojada, triste o asustada, deje que la persona fallecida lo sepa también. Esta conversación imaginaria puede ayudarla a sanar notablemente, afirma el Dr. Gersten.

Regrese a su vida. Retome su rutina diaria lo más pronto posible. Manténgase involucrada en actividades religiosas, regrese al trabajo o a su puesto de voluntaria o regrese a su rutina de ejercicios. Dedíquese al mayor número posible de las actividades que disfrutaba antes de la pérdida, aconseja el Dr. Segal.

"Si usted disfrutaba ir al cine una vez a la semana es importante que lo siga haciendo aunque su ser amado ya no esté ahí. Encuentre a alguien más que vaya con usted. La ayudará a evitar aislarse y refugiarse en su pérdida", dice el Dr. Segal. "Hacer esto resultará difícil al principio, pero se volverá más fácil y la ayudará a darse cuenta de que la vida puede seguir y seguirá. Los sobrevivientes y otras personas deben darse cuenta de que esta es tan sólo la primera etapa de un proceso continuo. Quizá aún no han caído en cuenta de que hayan sufrido una pérdida".

Posponga los cambios importantes en su vida. En el fondo de su pena quizás usted esté más propensa a tomar decisiones precipitadas que lamente muy pronto, dice la Dra. Slap-Shelton. Así que absténgase de tomar decisiones importantes sobre su estilo de vida, como vender su casa, mudarse o volverse a casar, durante al menos el año siguiente al fallecimiento de su ser querido.

Sea paciente consigo misma. No trate de apresurarse en su pena. Todos se recuperan de una pérdida a su propio paso. "Lo peor que puede decirse a sí misma es: 'Ya han pasado tres meses, ya *debería* haber superado esto' ", dice el Dr. Segal. "Sencillamente está ejerciendo una presión poco realista sobre usted, que la hará sentirse mal consigo misma y empeorará las cosas".

Recuerde que algunos días serán mejores que otros. Usted podrá sentirse maravillosamente una tarde y despertarse llena de desesperación al otro día. Esa es una parte normal de la pena, que puede continuar durante meses. Y eso está bien, dice el Dr. Segal.

Consiga algunas esencias. Las tranquilizadoras fragancias de aceites esenciales como el jazmín (*jasmine*), la rosa (*rose*) y la lavanda (alhucema, espliego, *lavender*) pueden ayudar a levantarle el ánimo, aliviar el estrés y ayudarla a manejar su pena, dice John Steele, asesor aromático en Los Ángeles, California. El chispeante aroma a limón del toronjil (melisa, *lemon balm*) resulta particularmente efectivo para la pena, ya que tiene cualidades eufóricas y antidepresivas, dice Steele. Aplique una o dos gotas en un pañuelo e inhale cuando necesite sentirse reconfortada, sugiere él. El toronjil, la lavanda y otros aceites esenciales pueden combinarse para crear una fragancia particularmente apta para levantarle el ánimo. Los aceites esenciales pueden encontrarse en la mayoría de las tiendas de productos naturales. Vea la lista en la página 167 para más información al respecto.

Rece durante todo el proceso. Si usted es una persona religiosa, la oración puede ayudarla a dejar libre a su ser amado, entregándolo al cuidado y la protección de Dios, dice el Dr. Koenig.

Al orar, imagínese a usted misma en un hermoso lugar, tomada de la mano con su ser amado. Ahora imagine que Dios camina con los brazos abiertos, listo para recibir a la persona fallecida. Déle un abrazo a su ser amado, ponga las manos de éste en las manos de Dios y permítalo irse. Observe a su ser amado alejándose con Dios (quien rodea sus hombros con Su brazo) hasta que los pierda totalmente de vista.

Este ritual de oración es tan poderoso que ha ayudado a aliviar depresiones relacionadas con una pena que han durado muchos años, afirma el Dr. Koenig.

PENSAMIENTO NEGATIVO

Opciones para ser más optimista

En tanto que la persona común ve el vaso medio lleno, una persona con pensamiento negativo lo ve medio vacío", dice Carol Goldberg, Ph.D., una psicóloga clínica de la ciudad de Nueva York. "Esta actitud pesimista puede afectar muchos aspectos diferentes de la vida de una mujer. Es como si una grabación repitiera una y otra vez en su mente el mismo mensaje: 'Es mi culpa. Soy una mala persona. Todo lo que hago sale mal'".

A diferencia de los hombres con pensamiento negativo, los cuales tienden a tomar medidas para hacerse cargo de lo que los está molestando, muchas mujeres con pensamiento negativo tienden a pensar demasiado en sus problemas. "Las mujeres con frecuencia permiten que su pesimismo las abrume", explica Judith S. Beck, Ph.D., directora del Instituto Beck para Terapia Cognitiva en Filadelfia, Pensilvania. "Eso impide que entren en acción para resolver sus problemas".

Ayuda para su actitud

Igual que otros comportamientos aprendidos, el pensamiento negativo puede desaprenderse, según Susan Jeffers, Ph.D., educadora y autora de libros sobre el tema. "Usted no puede cambiar el mundo, pero sí puede cambiar la forma en que lo ve", dice. "Todo lo que tiene que hacer es encontrar las herramientas correctas". Tales herramientas incluyen las siguientes tácticas.

Busque el aspecto positivo de una situación negativa. Al ponerse los proverbiales anteojos (espejuelos) para ver las cosas color de rosa, usted puede enfrentarse prácticamente a cualquier cosa, incluso la enfermedad, con cierto grado de alegría y esperanza, dice la Dra. Jeffers. Ella sabe de lo que habla. Después de años de enseñar sobre el poder del pensamiento positivo, se encontró aquejada por cáncer de mama. "Sabía que podía elegir lo que iba a hacer", recuerda. "Podía lamentar mi suerte, o podía usar la enfermedad para crear algo maravilloso, aun cuando en la superficie no hay nada especialmente maravilloso con respecto al cáncer de mama".

En retrospectiva, la Dra. Jeffers dice: "El cáncer de mama fue la experiencia más enriquecedora que he tenido. Y gracias a ella pude saber con certeza que se puede encontrar algo bueno en cualquier situación si se busca lo suficiente".

Haga una lista positiva. Antes de terminar su día, haga una lista de 50 cosas positivas que le hayan sucedido ese día. "Cuando le doy esta tarea a las mujeres de mi taller, dicen: '¿50? ¡Ni siquiera se me ocurre una!'", dice la Dra. Jeffers. "Pero al siguiente día se encuentran buscando lo bueno en su vida". Las cosas pequeñas cuentan tanto como las cosas grandes, agrega. Como los rayos del Sol. O que su hijo reciba una buena calificación. O que su automóvil haya arrancado en una mañana helada.

Hable sola. "Al hablar sola en forma positiva, usted se recuerda a sí misma sus logros pasados y se convence de que tiene la habilidad para tener éxito de nuevo", explica la Dra. Goldberg.

CÓMO AYUDAR
A UNA AMIGA PESIMISTA

Todos conocemos a alguien cuya personalidad pende como una nube negra sobre quienes la rodean, esperando llover en su camino. Si usted descubre que el pasar cierto tiempo con una eterna aguafiestas también la deprime a usted, quizá necesite hablar con ella sobre el asunto, dice Judith S. Beck, Ph.D., directora del Instituto Beck para Terapia Cognitiva en Filadelfia, Pensilvania.

Ella sugiere que usted se acerque a esta persona, ya sea que se trate de un miembro de su familia, una amiga o una colega, de la siguiente forma: "Tienes muchas posibilidades para ser feliz, pero no te percibo como una persona feliz. Me pregunto si estás viendo los aspectos positivos y negativos de tu vida en forma equilibrada". Después podrá aprovechar la oportunidad para señalarle las cosas en su vida por las que ella puede sentirse bien.

Si ella no capta la indirecta, retírese. "No asuma la responsabilidad de cambiarla y no sienta la carga de tener que animarla todo el tiempo", aconseja la Dra. Beck.

Por ejemplo, suponga que desea pedirle un aumento a su jefe. En lugar de convencerse a sí misma de que no tiene oportunidad, concéntrese en cuán duro ha trabajado en el último año, cómo otras personas han elogiado su dedicación e iniciativa y la importancia que tiene para la compañía. Dígase a sí misma que lo vale.

Anímese con afirmaciones. "Use una fuerte afirmación que le levante el ánimo a fin de animarse cuando todo parece salir mal", sugiere la Dra. Jeffers. "Cuando estoy totalmente enloquecida me repito una y otra vez: 'Todo está saliendo a la perfección. Todo está saliendo a la perfección. Todo está saliendo a la perfección'".

Llore cuando lo necesite. "Demasiadas personas creen que el pensar positivamente también significa negar el dolor que sentimos. Para mí eso es una negación", dice la Dra. Jeffers. "La realidad es que hay mucho dolor en nuestra vida, al igual que mucha alegría. Llorar en forma saludable nos permite conectarnos con el dolor y sentirlo". Sólo entonces se puede empezar a sanar emocionalmente.

Deje que Otro se encargue del asunto. "Tengo en mi escritorio una taza que dice: 'Que Dios se preocupe de ello'", dice la Dra. Jeffers. "Una vez que usted haya hecho todo lo que pudo para resolver una situación en particular tiene que dejar las cosas por la paz. No puede permitir que la situación la abrume por el resto de su vida. Es entonces cuando poner el problema en manos de un poder superior puede resultar muy reconfortante".

PERSONALIDAD DEMASIADO DOMINANTE

Dómese para no dominar tanto a los demás

Si hay algún momento en que es bueno que una mujer tenga una personalidad demasiado dominante, es durante una emergencia. Ella es la que se hará cargo de la situación y se asegurará de que todo el mundo esté seguro y a salvo.

A una mujer demasiada dominante (popularmente conocida como "una mandona") le sienta de maravilla decirles a otros qué hacer. Quizás ella se considere como una líder nata. Planea y maneja cada detallito no sólo de cada aspecto de su propia vida, sino también muchos aspectos de la vida de todos los demás. Y es entonces cuando se topa con problemas.

De cierta forma, la personalidad demasiado dominante parece ser un instinto maternal un poco fuera de control. Las mujeres demasiado dominantes no confían lo suficiente en que otros adultos sean perfectamente capaces de tomar sus propias decisiones, dice Susan Heitler, Ph.D., una psicóloga clínica de Denver, Colorado. "Estas mujeres creen verdaderamente que las cosas no van a funcionar a menos que ellas le digan a la gente en forma precisa qué hacer y cuándo hacerlo", explica.

Esa actitud provoca el enojo de las personas sujetas a la personalidad dominante. "Si usted es la persona dominante, su punto de vista es que usted simplemente está tratando de ayudar, de hacer que las cosas salgan bien. Pero desde el punto de vista de la otra persona es como si una alarma interna gritara: '¡Socorro! ¡Me están invadiendo!', y esta persona toma medidas para resistir la invasión. Como resultado surgen tensiones y conflictos", observa la Dra. Heitler.

¿Es usted una mujer con personalidad dominante? Conteste las siguientes preguntas para averiguarlo.

- Cuando trabaja en un proyecto en equipo con alguien, ¿lo revisa y le dice a su colega cómo hacer su parte en forma diferente?

- Si su esposo se ofrece para aspirar la casa, ¿usted le dice exactamente cómo quiere que lo haga?

• ¿Supervisa a una niñera con experiencia mientras ella cambia el pañal de su hijo para asegurarse de que lo haga a su manera?

Si respondió afirmativamente a estas preguntas tiene al menos un poco de personalidad dominante. El cambiar su estilo puede costarle un poco de trabajo, pero puede lograrse. Véalo de esta forma: usted puede ahorrarse mucho tiempo y problemas al dejar que otros se las arreglen por sí mismos. "Una vez que regrese su atención a su propia vida podrá sintonizarse con sus propias necesidades y ocuparse mejor de usted", explica la Dra. Heitler.

Cómo controlarse para no controlar demasiado

Usted se ha convencido de que el mundo marcharía mejor teniéndola a usted como una dictadora benévola. Quienes la rodean preferirían verla derrocada. Las siguientes tácticas pueden ayudarla a frenar su reinado y aprender a vivir en una democracia.

Hable por usted misma y no por los demás. Suponga que salga a cenar con unos amigos. Cuando estén eligiendo el restaurante, algunas personas del grupo quizá deseen algo rápido y económico, mientras que otros quizá deseen algo más costoso y elegante. ¿Qué hace usted? Si es una persona con personalidad dominante, muy probablemente decidirá qué quieren todos los demás.

"Alguien con una personalidad dominante evita los conflictos al elaborar un plan que nadie pueda cuestionar", dice la Dra. Heitler. "El problema es que el plan quizá no refleje lo que ella misma o los demás desean en realidad". Usted estará mejor si simplemente expresa su opinión, confiando entonces en que el grupo tome una decisión compartida.

Aliente a sus hijos a ser más responsables. "Ceder las riendas de su poder es esencial para el desarrollo de un niño", dice la Dra. Heitler. "Una nueva mamá controla cada aspecto de la vida de su bebé, y con justa razón. Pero conforme el niño crece, el papel de la mamá debe reducirse para permitirle tener mayor autonomía". Por ejemplo, un niño en la escuela primaria puede necesitar un recordatorio para hacer su tarea. Pero a un niño que comienza la secundaria se le debe permitir tener cierta responsabilidad personal. Si no hace su tarea, él tendrá que enfrentarse a las consecuencias.

Establezca normas para las tareas caseras. "Usted y su esposo necesitan estar de acuerdo sobre cuán limpio es 'limpio'", dice la Dra. Heitler. Por ejemplo, si su esposo se ofrece a limpiar después de la cena, decidan por adelantado lo siguiente: ¿debe secar cada plato a mano o dejarlos secar en el escurreplatos? ¿La encimera (mueble de cocina) debe quedar reluciente? ¿Hay que trapear el piso o sólo barrerlo? Una vez que los dos se hayan puesto de acuerdo sobre la descripción del trabajo, deje a su compañero solo para continuar con la tarea. "Después puede reservarse sus comentarios para darle las gracias y su reconocimiento", dice.

Ofrezca peticiones en lugar de críticas. Suponga que usted vaya a una fiesta en la casa de su jefa y su esposo lleve una corbata y un saco que no combinen ni por error. Mencione el tema con delicadeza y tacto: "Esta fiesta significa mucho para mí y me siento muy nerviosa al respecto. Me siento incómoda con el saco y la corbata que llevas. ¿Podrías hacerme el favor y cambiarte la corbata?" Según la Dra. Heitler, esta forma de hablarle tiene más posibilidades de producir los resultados deseados que decirle a su esposo algo como: "¡Por Dios! ¿Vas a ponerte eso? ¡Qué va! ¡Tienes que cambiarte esa corbata ahora mismo!"

PREOCUPACIÓN

Ideas para disipar sus inquietudes

Las madres se preocupan por sus hijos. Las esposas se preocupan por sus esposos. Las hijas se preocupan por sus padres. Las mujeres parecen preocuparse por cada aspecto de su vida. De hecho parece que eso les sienta de maravilla.

"Quizá muchas mujeres crean que el tiempo que dedican a preocuparse es productivo, pero en realidad no lo es", dice Rosemarie Schultz, Ph.D., una psicóloga clínica en Chicago, Illinois. "La preocupación no produce soluciones para los problemas. En lugar de ello, la preocupación fomenta ansiedad, mina su energía e impide su objetividad".

La preocupación puede tomar una de dos formas. La preocupación del "si tan sólo" hace que usted reviva un acontecimiento desagradable del pasado ("¡Si tan sólo no hubiera dicho aquello!"). Por otro lado, la preocupación del "y qué tal si" la lleva a algún acontecimiento horrible que pudiera o no suceder ("¿Y qué tal si pierdo mi empleo?"). Sea cual sea la forma de preocupación que le entre, usted está contemplando una situación que no puede controlar. Y estas circunstancias pueden hacerla sentirse ansiosa o deprimida, según explica Thomas Borkovec, Ph.D., un profesor en la Universidad Estatal de Pensilvania en University Park.

Las personas tienden a preocuparse más durante los momentos de estrés. "Cuando usted está bajo estrés, su mente se centra en el origen del peligro", explica el Dr. Borkovec. "Pero debido a que el estrés reduce su capacidad para razonar, usted está más inclinada a cavilar sobre un problema que a efectivamente resolverlo".

Sin embargo, cuando una se pone a pensar, esa preocupación en realidad no es más que una mala costumbre. Y, naturalmente, las malas costumbres están hechas para romperse.

Técnicas para tomarla con calma

Incluso si usted sólo piensa en cosas malas, estas pueden hacerla sentir absolutamente terrible, según el Dr. Borkovec. Sus músculos se tensan, cambia el ritmo normal de su corazón y siente como si tuviera un nudo en el estómago. Para ayudarla a relajarse, el Dr. Borkovec recomienda que encuentre un lugar tranquilo y practique cualquiera de las siguientes técnicas una o dos veces al día durante diez minutos cada vez.

Practique la respiración profunda. En la respiración profunda, su estómago, y no su pecho, debe subir y bajar. Vaya haciendo gradualmente más lentas sus inhalaciones y exhalaciones lo más que pueda sin sentir molestias. Conforme se acostumbre a este patrón de respiración quizá quiera murmurar una palabra como *relájate* o *calma* mientras exhala, dice el Dr. Borkovec. Esto ayuda a intensificar su sensación de relajación.

Pruebe la relajación progresiva de los músculos. Como lo sugiere su nombre, esta técnica implica tensar y relajar un grupo muscular a la vez hasta que se sienta completamente relajada. Comience con sus manos, cerrando los puños y manteniéndolos así durante cinco segundos. Después aflójelos y sienta cómo la tensión sale de su cuerpo durante 30 segundos. Repita la secuencia de tensar y aflojar todos los grupos musculares principales de su cuerpo en el siguiente orden: los brazos, el rostro, los hombros, el estómago, el trasero, los muslos, las pantorrillas y los pies. Para cuando termine con sus pies ya deberá sentirse totalmente relajada y libre de tensiones, dice el Dr. Borkovec.

Evoque una imagen mental relajante. Imagínese a sí misma descansando en una playa tropical o en una hamaca debajo de su árbol favorito, cualquier cosa que la haga sentirse tranquila y calmada. Asegúrese de incluir todos sus sentidos: aspire el aroma del océano, sienta el calor del sol, pruebe una bebida tropical. Concéntrese realmente en esta imagen, abandonando cualquier otro pensamiento mientras tanto, sugiere el Dr. Borkovec.

Prescripciones para la preocupación

Una vez que se sienta tranquila podrá tomar medidas para manejar su preocupación de forma constructiva. Seleccione alguna de las siguientes estrategias cuando sienta que un pensamiento perturbador empieza a surgir.

Saque la cuenta. Lleve la cuenta del número de veces que se preocupa durante el día. El Dr. Borkovec sugiere llevar un bloc pequeño en su cartera (bolsa) o en un bolsillo. Después, cada vez que tenga un pensamiento perturbador anótelo. Saque la cuenta total al final del día. Este ejercicio debe ayudarla a analizar su preocupación objetivamente y a darle un incentivo para reducirla.

Piense en el presente. "El problema por el que está preocupada no existe en este preciso momento", dice el Dr. Borkovec. "Al sintonizarse con el momento actual, usted aprende a reconocer la diferencia entre un pensamiento de preocupación y lo que realmente está sucediendo en su vida diaria".

PASOS PARA PENSAR EN FORMA POSITIVA

Una técnica llamada reestructuración cognitiva puede ayudarla a dejar de preocuparse por los problemas y comenzar a verlos en formas más positivas y productivas. Al establecer con exactitud sus preocupaciones, usted puede tomar medidas para resolverlas o desecharlas totalmente.

La próxima vez que se sorprenda con un pensamiento perturbador realice la siguiente secuencia recomendada por Thomas Borkovec, Ph.D., profesor de Psicología de la Universidad Estatal de Pensilvania en University Park.

1. ¿Qué es lo que se está diciendo a sí misma que encuentra tan perturbador? Anote con exactitud lo que está pensando.

2. Analice lo que escribió. ¿Sus pensamientos son razonables? ¿Qué pruebas tiene para respaldarlos? ¿Alguna vez ha sucedido algo semejante?

3. Si efectivamente sucediera lo que usted espera que suceda, ¿podría usted sobrellevarlo? ¿Qué puede hacer para prepararse para ello? ¿Alguna vez ha manejado un problema similar? Un año después de que sucediera esta "cosa mala", ¿qué diferencia habría en su vida?

4. Piense sobre sus respuestas a estas preguntas y, mientras tanto, trate de darles un giro positivo. Anote estos pensamientos positivos a un lado de la preocupación original.

5. La próxima vez que esta preocupación entre sigilosamente a su cabeza, contrarréstela con los nuevos pensamientos positivos que ha anotado. Recuérdese con cuánto cuidado examinó el problema para llegar a estos pensamientos buenos.

Programe un período de preocupación. Aparte 30 minutos a diario para preocuparse. Escoja una hora para hacerlo que le sea conveniente, cuando no tenga mucho que hacer. Probablemente le convendría evitar hacerlo a la hora de ir a la cama, ya que los pensamientos perturbadores podrían interrumpir su sueño, aconseja el Dr. Borkovec. Elija también un lugar especial para preocuparse; tan sólo tiene que asegurarse de que no sea un lugar preferido, ya que usted llegará a asociarlo con la preocupación.

Una vez que haya establecido su período de preocupación, posponga la preocupación hasta la media hora señalada. Cada vez que algún pensamiento perturbador aparezca en su mente, recuérdese que puede reflexionar sobre él más tarde. "Quizás incluso encuentre que su tiempo de preocupación se convierta en su tiempo de soluciones, ya que el problema recibe toda su atención", observa el Dr. Borkovec.

Distinga. Distinga entre las preocupaciones por las que puede hacer algo y las que no. El Dr. Borkovec sugiere evaluar cada preocupación haciéndose las siguientes preguntas.

- ¿Qué medidas puedo tomar para reducir la posibilidad de que la preocupación se convierta en una realidad?

- ¿Qué información necesito para resolver el problema?

- ¿Quién puede ayudarme a resolver el problema?

Considere el peor de los panoramas. Por ejemplo, si está preocupada sobre perder su empleo, pregúntese cuáles serían las consecuencias realistas si esto efectivamente sucediera. ¿Perdería su hogar? ¿A su familia? ¿No volvería a trabajar nunca más? Decida qué es lo más probable que suceda y después considere cómo responder a esos problemas específicos. "El enfrentar la preocupación con la realidad ayuda a mantener en vista la verdadera dimensión de las cosas", dice el Dr. Borkovec.

SÍNDROME PREMENSTRUAL

Aliados naturales

Quizás les extrañe a algunas personas ver un capítulo sobre el síndrome premenstrual en un libro sobre las emociones. No obstante, aunque es un problema físico, cualquier mujer que lo ha experimentado sabe bien que tiene un enorme impacto en las emociones. Por lo tanto, decidimos tratarlo aquí.

Al seguro que ya sabía que usted no era la única que sufre de este tipo de problema, pero por si las moscas aquí van las estadísticas: se calcula que aproximadamente el 90 por ciento de las mujeres experimenta algún tipo de suplicio premenstrual. Y es totalmente normal.

Por otro lado, el *síndrome* premenstrual no es normal. De hecho, desde 1987 se le ha reconocido oficialmente como un trastorno psiquiátrico (llamado "trastorno disfórico de la fase luteínica tardía"). El verdadero síndrome premenstrual (*PMS* por sus siglas en inglés) afecta a una minoría de las mujeres, sólo entre el 3 y el 10 por ciento de la población femenina.

Estas mujeres experimentan diversas combinaciones de los más de 150 síntomas asociados con el PMS, incluyendo cambios de humor, antojos, hinchazón y fatiga. ¿Qué distingue sus síntomas de las molestias premenstruales comunes que todas sentimos de vez en cuando? En el verdadero PMS, los síntomas aparecen en por lo menos dos de cada tres ciclos menstruales. Estos síntomas empeoran justo antes de la menstruación y después decaen, en ocasiones drásticamente, una vez que comienza la menstruación.

AVISO MÉDICO

Si las medidas para cuidarse usted misma no logran calmar sus síntomas del síndrome premenstrual o si sus cambios de humor relacionados con éste están afectando a su familia o su empleo, usted debería consultar a un doctor, dice la Dra. Mary Lake Polan, Ph.D., profesora de Ginecología de la Universidad de Stanford en Palo Alto, California. Usted podría padecer de un problema de salud no diagnosticado cuyos síntomas empeoran justo antes de la menstruación.

La causa del PMS sigue siendo un misterio, dice la Dra. Mary Lake Polan, Ph.D., profesora de Ginecología de la Universidad de Stanford en Palo Alto, California. Una teoría que está recibiendo mucha atención médica está relacionada con la serotonina, una sustancia química cerebral que influye en su humor. Los estudios han demostrado que algunas mujeres con el PMS tienen niveles de serotonina por debajo de los niveles normales. Otra teoría relaciona al PMS con la proporción de estrógeno a progesterona, ambas hormonas femeninas.

Debido a que el PMS provoca una variedad de síntomas tan amplia, ningún tratamiento generalmente se hace cargo de todos. En lugar de ello, los doctores con frecuencia prescriben una combinación de cambios en la alimentación y en el estilo de vida para tratar esta afección, dice Marcus Laux, N.D., un naturópata de Santa Mónica, California. En los casos graves, los doctores podrían prescribir antidepresivos o tranquilizantes, los cuales por desgracia frecuentemente tienen sus propios efectos secundarios.

Alivio rápido a lo natural

Independientemente de que usted se ajuste a la definición clínica del PMS, puede usar medidas para cuidarse usted misma a fin de calmar sus síntomas premenstruales. Pruebe los siguientes remedios para un alivio inmediato.

Tómese tiempo para usted misma. Las responsabilidades y exigencias parecen especialmente pesadas cuando el PMS está a todo lo que da. Usted debe encontrar alguna forma de darse un descanso para mimarse con algo que le parezca agradable o relajante.

Respire. Practique el respirar hondo entre cinco y diez minutos al menos dos veces al día. El respirar hondo le ofrece algo más que un descanso placentero. "Ayuda al sistema nervioso y al sistema endocrino a equilibrarse y tranquilizarse", dice Carol Snarr, R.N., una terapeuta psicofisióloga del Instituto de Ciencias de la Vida en Topeka, Kansas. "Esta práctica produce una respuesta física que puede calmar el trastorno emocional asociado con el PMS".

Para probar a respirar hondo, siéntese derecha o recuéstese sobre su espalda. Exhale por la nariz, y después inhale mientras se concentra en su respiración. Haga que sus exhalaciones e inhalaciones tengan la misma duración. "La idea es respirar hondo, lenta y tranquilamente, dejando que su abdomen se distienda con cada inhalación", explica Snarr. "Conforme se acostumbre a la técnica, usted deseará incrementar la profundidad y duración de su respiración".

AYUDA HORMONAL PARA EL *PMS*

La teoría de que las hormonas fuera de equilibrio —demasiado estrógeno y muy poca progesterona— provocan el síndrome premenstrual (*PMS* por sus siglas en inglés) ha llevado a algunos doctores a recomendar a las mujeres que tomen suplementos de progesterona a partir de la mitad del ciclo menstrual. No obstante, este tratamiento sigue siendo controvertido, ya que los pocos estudios científicos bien controlados que se han realizado han descubierto que la progesterona no es más efectiva para aliviar los síntomas del PMS que los placebos (píldoras que parecen medicina de verdad pero carecen de efecto). En ambos casos, aproximadamente un tercio de las mujeres respondió favorablemente.

Aun así, los doctores que recetan la progesterona dicen que muchas de sus pacientes se benefician de ella. "Las mujeres tienen que tomar la hormona en una cantidad mayor el primer mes que la usan", dice Marcus Laux, N.D., un naturópata de Santa Mónica, California. "Pero en seis meses generalmente informan de un alivio significativo de sus síntomas de PMS". La hinchazón, los calambres, el dolor de espalda, las molestias en el pecho y los problemas cutáneos e intestinales parecen ser menos graves.

Si usted cree que podría beneficiarse con la terapia de progesterona, hable con su doctor sobre tomar una forma natural de la hormona. De acuerdo con el Dr. Laux, la forma natural casi es bioquímicamente idéntica a la hormona propia de una mujer. Al usarse correctamente es muy segura y carece de los efectos secundarios de la hormona sintética.

El Dr. Laux recomienda un producto llamado *Pro-gest Body Cream*, que está disponible en algunas farmacias. Él sugiere que antes de comprar cualquier producto primero consulte a su médico para ver si es el adecuado para usted. Como alternativa, un farmacéutico que haga las preparaciones a mano puede proporcionarle tabletas o una crema hecha con progesterona natural.

Lo ideal es que usted ensaye el respirar hondo cuando el PMS no le esté dando muy fuerte. Snarr sugiere que tenga sesiones de entrenamiento dos veces al día, una en la mañana y otra a la hora de ir a la cama. De esa forma, cuando se presente el PMS usted sabrá exactamente qué hacer.

Si se siente estresada en cualquier momento del día, interrumpa lo que esté haciendo y respire hondo un par de veces. Esto la ayudará a aliviar la tensión y la ansiedad premenstrual, afirma Snarr.

Actívese. Dedíquese a algún tipo de actividad física. El ejercicio elimina la adrenalina, la hormona que produce la ansiedad, y estimula la liberación de las sustancias químicas cerebrales llamadas endorfinas que la harán sentirse bien. "De acuerdo con mi experiencia, lo que mejor funciona es una actividad en la que usted golpee algo o tenga un oponente a vencer", dice el Dr. John Lee. "Recomendaría el *racquetball*, que es fácil de aprender. A la larga, el ignorar o tratar de suprimir la agresión relacionada con el PMS simplemente no funciona".

Tome un tecito para sus nervios. El remedio más sencillo para aliviar el PMS es la escutolaria (scullcap, *skullcap*), afirma Amanda McQuade Crawford, una herbolaria de Ojai, California. "Casi el 80 por ciento de las mujeres que sufren del PMS presentan ansiedad e irritabilidad, y ésta es la hierba ideal para esas afecciones. La escutolaria es un suave pero potente relajante muscular y nervioso", señala. Esta hierba proveniente de Norteamérica es un tónico tradicional para los nervios y alivia la ansiedad. Aunque no se ha estudiado ampliamente, los investigadores saben que contiene escutelarina, un sedante suave que actúa para combatir los espasmos. Combine una parte de hojas secas de escutolaria con una parte de hojas secas de diente de león y una parte de semillas de agnocasto (sauzgatillo, *chasteberry*, *Vitex agnuscastus*). En esta receta, puede usar 1 onza/28g de hojas o semillas para equivaler una parte. Mezcle bien, entonces ponga 1 a 2 cucharaditas de la mezcla en 1 taza de agua hirviendo. Deje en infusión por 20 minutos y cuélelo. Tome tres tazas a diario.

Si usted toma la escutolaria durante entre una y dos semanas antes del primer día de su menstruación, esta hierba puede ayudarla a evitar la tensión enervante que puede acumularse durante los días anteriores al inicio de su menstruación, dice McQuade Crawford. De ser necesario, usted puede continuar durante toda su menstruación, agrega. Como resultado, usted podrá alimentarse mejor y manejar con mayor serenidad el estrés adicional de la casa o la oficina, que siempre parece exigir su atención durante esos días del mes.

Cuente con el calcio. Las hierbas con un alto contenido de calcio, tomadas a partir de diez días antes de que empiece su menstruación y hasta que termine su ciclo, pueden calmar e incluso eliminar los dolores de cabeza premenstruales y menstruales, afirma Rosemary Gladstar, una herbolaria de East Barre, Vermont. Ella recomienda que las mujeres incluyan alimentos altos en calcio en su alimentación y que tomen un suplemento herbario de vitaminas y minerales como la marca *Floradix, Iron and Herbs* (disponible en las tiendas de productos naturales). Además, diariamente usted puede beber entre tres y cuatro tazas del siguiente té.

Prepare el té mezclando una parte de cola de caballo (*horsetail*), dos partes de avena sativa (*oatstraw*), dos partes de hojas de ortiga (*nettle*), cuatro partes de hojas de frambuesa roja (*red raspberry*) y cuatro partes de hojas de menta. Se recomienda que use las hierbas secas, las cuales se consiguen en las tiendas de productos naturales.

(*Nota*: los herbolarios no suelen dar medidas precisas en sus recetas. En este caso, usted puede usar ¼ de taza de hierba para representar una parte. Si aplicamos esa medida a la receta, entonces usará ¼ de taza de cola de caballo, ½ taza de avena sativa, ½ taza de hojas de ortiga, 1 taza de hojas de frambuesa roja y 1 taza de hojas de menta).

Mezcle bien las hojas secas de las distintas hierbas. Entonces agregue entre 6 y 8 cucharadas de la mezcla a ¼ de galón (1 l) de agua tibia en una olla. Caliente la mezcla a fuego lento hasta que rompa a hervir. Retírela del calor y deje reposar la infusión resultante por 20 minutos. Cuele las hojas y tome el té.

Las investigaciones demuestran que todas estas hierbas contienen calcio. Además, los médicos convencionales señalan que algunos estudios demuestran que una ingestión extra del calcio calma los síntomas del PMS. (Sin embargo, este enfoque posiblemente no funcione para todas las mujeres).

Valore el *vitex*. Tome entre 5 y 15 gotas de tintura de agnocasto mezclada con un poco de agua 3 veces al día. El agnocasto se prescribe comúnmente para el PMS en los países europeos. Aparentemente la hierba funciona a través de la glándula pituitaria para ayudar a restablecer el equilibrio hormonal, dice Daniel Mowrey, Ph.D., un experto en terapias naturales.

(*Nota*: una tintura o *tincture* es un líquido concentrado elaborado al mezclar una hierba con un líquido como alcohol o glicerina, el cual extrae las propiedades medicinales de la hierba. Las tinturas se consiguen en las tiendas de productos naturales en botellitas de 1 onza/30 ml.

Si desea, usted puede preparar sus propias tinturas en casa. Para hacer esto, en un frasco oscuro ponga hojas secas de cualquier hierba que quiera usar para preparar la tintura y viértales el líquido. La medida general que muchos herbolarios recomiendan es de 2 onzas/56 g de hojas secas por cada pinta/473 mililitros de líquido. Esto debe rendir más o menos 1 onza de tintura, lo que es la cantidad usual. No obstante, usted

COMIDAS CURATIVAS

La buena nutrición es un componente central del tratamiento sin fármacos para el síndrome premenstrual. "Lo que come tiene un impacto directo en la cantidad de hormonas y sustancias químicas cerebrales, o neurotransmisores, que hay en su sistema", explica el Dr. David Edelberg, instructor clínico en la Universidad Northwestern en Evanston, Illinois. "Estos componentes ayudan a determinar si usted experimenta o no síntomas de PMS".

Además, cuando no alimenta bien a su cuerpo, éste no funciona correctamente, señala Mary Bove, N.D., una naturópata de Brattleboro, Vermont. El PMS puede ser un síntoma de una alimentación deficiente.

El siguiente menú para un día muestra la alimentación adecuada para un día para una mujer que está tratando de aliviar sus síntomas de PMS. Las cinco comidas pequeñas proporcionan un total de 2,200 calorías, entre el 40 y 50 por ciento de carbohidratos complejos, el 30 por ciento de proteínas y el 20 por ciento de grasa insaturada. Se han eliminado la carne roja, la cafeína y los alimentos grasos, azucarados y salados.

Este menú carece de algunos nutrientes, especialmente calcio y hierro. Así que si usted decide probarlo también debe tomar un multivitamínico, dice la Dra. Bove. Trate de seguir un plan similar a éste en forma consistente durante algunos meses para ver si le ayuda a reducir sus síntomas.

DESAYUNO

¾ de taza de cereal integral (elija uno que le proporcione entre tres y cinco gramos de fibra por ración)

4 onzas (112 g) de leche descremada

puede usar más o menos según sus necesidades. Por ejemplo, puede usar 1 onza de hierbas con ½ pinta de liquido; lo importante es que se base en la medida recomendada. Si desea usar alcohol, la bebida alcóholica que se usa más comúnmente para preparar tinturas es el vodka. Póngale una etiqueta al frasquito con el nombre de la hierba y la fecha para acordarse de qué es y cuándo lo preparó. Guarde el frasquito por seis semanas en un

Batido de fruta (mezcle 2 onzas/56 g de tofu, media taza de jugo de naranja, media taza de jugo de piña, la mitad de un plátano amarillo/guineo/banana pequeño y media taza de papaya/fruta bomba fresca)

MERIENDA (BOTANA, REFRIGERIO, TENTEMPIÉ) DE MEDIA MAÑANA

Una taza de fresas frescas con yogur sin grasa y nueces naturales; o una porción de media taza de avena cortada en máquina (*steel-cut oats*)

ALMUERZO

Una taza de pasta con una taza de verduras mixtas al vapor o a la parrilla, media taza de tofu y media taza de salsa para espaguetis baja en grasa

Una taza de verduras verdes (como el brócoli) o una taza de ensalada con vinagre balsámico

MERIENDA PARA MEDIA TARDE

Una taza de sopa vegetariana de lentejas

2 onzas de un panecillo de arroz integral o dos rebanadas de pan

CENA

8 onzas (225 g) de rape horneado u otro tipo de pescado blanco con ajo, jugo de limón y un chorrito de aceite de oliva

Una taza de cuscús de trigo integral

6 onzas (170 g) de habichuelas verdes (ejotes) y pimientos (ajíes, pimientos morrones) rojos al vapor

Media taza de helado sin grasa

lugar seco y oscuro donde los niños no lo puedan alcanzar. Revise la mezcla cada cuantos días y agítela. No se preocupe se ha cambiado de color, eso es normal. Si nota que el nivel del alcohol está muy bajo, échele suficiente como para cubrir las hojas. Después de las seis semanas, cuele el material herbario y guarde la tintura en una botellita oscura. Para administrar la dosis, use un gotero. Puede conseguir botellitas oscuras para guardar tinturas con tapas de goteros en las tiendas de productos naturales).

Acuda a los aromas. Algunos aceites esenciales tienen propiedades terapéuticas que pueden calmar los síntomas del PMS, afirma Judith Jackson, una aromaterapeuta de Greenwich, Connecticut. Ella sugiere los siguientes remedios.

- Para disipar el enojo, aplique a sus muñecas dos gotas de aceite esencial de rosa y tres gotas de aceite esencial de sándalo (*sandal-wood*).

- Para librarse de la ansiedad, inhale la esencia del aceite esencial de sándalo, *ylang-ylang* o *neroli*.

- Para reducir la retención de líquidos, agregue 6 gotas de aceite esencial de enebro (nebrina, tascate, *juniper*) y 4 gotas de aceite esencial de geranio a ½ onza (14 g) de aceite de sésamo (ajonjolí). Frote el aceite en su abdomen, su pecho y en cualquier otra parte de su cuerpo donde se sienta hinchada.

Soluciones para los síntomas a largo plazo

Una vez que haya combatido sus síntomas inmediatos es posible que desee encontrar una manera de tratar el PMS a largo plazo. Puede comenzar revisando cuidadosamente sus hábitos alimenticios. "Recomiendo una revisión alimenticia a fondo para la mayoría de mis pacientes con el PMS", dice el Dr. David Edelberg, un instructor clínico en la Universidad Northwestern en Evanston, Illinois. "En mi opinión, los cambios alimenticios ofrecen el máximo beneficio al menor costo".

Los cambios alimenticios que tenga que hacer en realidad dependerán de la naturaleza de su PMS. No obstante, muchas mujeres han tenido éxito en controlar sus síntomas premenstruales con las siguientes estrategias.

Ajuste su alimentación. Lleve una alimentación bien balanceada que conste de entre un 40 y un 50 por ciento de carbohidratos, un 30 por ciento de proteínas y entre un 20 y un 30 por ciento de grasa. Esta combinación de nutrientes estabiliza los niveles de azúcar en la sangre y de una sustancia química cerebral llamada serotonina, la cual influye en su humor, según Mary Bove, N.D., una naturópata de Brattleboro, Vermont. Para obtener los nutrientes más o menos en las proporciones correctas, imagínese uno de esos platos con divisiones. El más grande de los compartimentos es para los carbohidratos complejos (los cereales, el arroz y la pasta integrales). Los dos compartimentos más pequeños son para las proteínas (las carnes magras, el pollo, el pescado y los productos de soya) y la grasa insaturada (las nueces, las semillas y los aceites vegetales).

Picotee. Tenga comidas pequeñas a intervalos de entre tres y cuatro horas a lo largo del día. Las llamadas "minicomidas" tienen una ventaja distinta con respecto a las tres comidas convencionales. Evitan las bajas del nivel de azúcar en la sangre y la serotonina, las cuales precipitan los cambios de humor durante el PMS, explica la Dra. Bove.

"Magnésiese." Tome 300 miligramos de magnesio todos los días. Según algunos estudios, el magnesio desempeña un papel importante en el tratamiento del PMS. Los suplementos del mineral están asociados con menos calambres, menor retención de agua y una mejoría general de los síntomas premenstruales. Las mejores fuentes alimenticias de magnesio son las nueces, las legumbres, los cereales integrales y las verduras verdes.

Tome suplementos de vitaminas del complejo B diariamente. Elija suplementos que le proporcionen entre 150 y 250 miligramos de vitamina B_6 y entre 75 y 100 miligramos de las otras vitaminas B, sugiere la Dra. Bove. Las vitaminas B ayudan a su cuerpo a metabolizar las hormonas, incluso el estrógeno. En tanto que la vitamina B_6 parece atraer casi toda la atención, todas las vitaminas del complejo B son importantes. "Después de algunos meses de tomar el suplemento, usted notará una mejoría importante en sus síntomas del PMS", afirma la Dra. Bove.

(*Nota*: consulte a su médico antes de tomar más de 100 miligramos de vitamina B_6 al día. Una dosis tan elevada, tomada por un período prolongado, puede hacer que a algunas personas se les entumezcan los pies y que caminen con paso vacilante).

Supere el síndrome con semillas. La semilla de lino (linaza), que en inglés se llama *flaxseed*, contiene ácidos grasos esenciales que ayudan a reducir la inflamación y la hinchazón premenstruales, dice la Dra. Bove. Usted puede conseguir la semilla de lino ya molida en las tiendas de productos naturales, o puede molerla usted misma con un molino para café y almacenarla en el refrigerador. Tome 1 cucharada todos los días. También puede hacer la prueba agregándola a recetas para hacer pan o espolvoreándola en el cereal o el yogur.

Esquive la bebida. Evite tomar bebidas alcohólicas durante las dos últimas semanas de su ciclo menstrual, sugiere la Dra. Bove. El alcohol acelera la excreción de magnesio y las vitaminas del complejo B de su cuerpo, dos nutrientes que pueden ayudarla a protegerse contra los síntomas del PMS. La pérdida de estas sustancias puede llevarla a tener un antojo de dulces.

Para obtener más información sobre cómo conseguir hierbas y otros productos naturales, véase la página 167.

SOLEDAD

Adquiera las habilidades
para hacer amistades

Si a veces (o casi siempre) se siente sola, no lo está. Hay muchas personas como usted. Según William Brassell, Ph.D., un psicólogo de Lenoir, Carolina del Norte, entre el 10 y el 30 por ciento de la población de los Estados Unidos —es decir, entre 25 y 75 millones de personas— sufren de soledad, que se define como la sensación de estar emocionalmente separado de los demás. Hay en realidad dos clases de soledad. La soledad transitoria es de corta duración y tiene una causa específica. Por ejemplo, usted se sentiría sola si su compañía la transfiriera a otro estado y tuviera que dejar atrás a su familia y amigos. Sin embargo, con el tiempo usted haría nuevos amigos y la soledad se desvanecería. Por otro lado, la soledad *crónica* se alarga interminablemente, como un resfriado (catarro) del que no se pueda librar. La peor clase de soledad crónica, llamada soledad emocional, es el resultado de una falta continua de cariño y afecto. Su causa común es una autoestima baja.

La soledad transitoria, aunque dolorosa, es temporal. Pero la soledad crónica es harina de otro costal. Nos priva de "alimentación" emocional, la cual es necesaria para crecer y desarrollarse. Según Frank Bruno, Ph.D., profesor de Psicología en el Colegio de San Bernandino Valley en California, "uno necesita cariño de la misma manera que necesita alimentos y bebidas". He aquí unas ideas para alentar la amistad y así alimentarse emocionalmente.

Únase. Únase a un club o tome clases que atraigan a personas que compartan sus intereses o pasiones. "Es una de las formas más efectivas de conocer a gente", dice el Dr. Bruno. Puede tomar clases de lo que le interese, sea de inglés, de literatura o de algún deporte divertido (y útil) como la natación. Si le gusta leer, averigüe en su librería o biblioteca local a ver si hay clubes de lectores. Si es religiosa, las iglesias frecuentemente tienen eventos sociales donde puede conocer a más personas.

Mientras más circule, mayores serán sus probabilidades de conocer a alguien que realmente le agrade. "Todo lo que tiene que hacer es encontrar a una o dos personas que compartan sus intereses", dice el Dr. Bruno.

Use los ojos. Si desea conocer a gente y hacer amigos, tiene que transmitir que usted es una persona abierta y simpática que cualquiera estaría encantado de conocer. El primer paso para transmitir esta simpatía es hacer contacto visual cuando hable con alguien, dice el Dr. Bruno. "El contacto visual es una recompensa psicológica", señala el Dr. Bruno. "Es una forma de decir: 'Estoy interesada en ti' ". En realidad hay una fórmula que se basa en los estudios del comportamiento del contacto visual: vea directamente a los ojos de la otra persona aproximadamente entre 15 y 20 segundos. (Más tiempo haría que la gente se sintiera incómoda). Después, desvíe la mirada durante unos cinco segundos. Continúe este patrón de mirar a la persona y desviar la mirada. Con el tiempo se volverá habitual. Pero si usted es de esas personas que tienden a mirar para otro lado demasiado tiempo y con demasiada frecuencia cuando otra persona le está hablando, debería examinar de nuevo su comportamiento de contacto visual. Según el Dr. Bruno, si usted hace un contacto visual deficiente cuando otra persona le está hablando, esta persona lo interpretará como una falta de interés de su parte y posiblemente lo percibirá también como ligeramente ofensivo.

Aprenda a escuchar. Otra clave para acercarse a otras personas es darles su atención absoluta, lo que también se conoce como "escucha activa". Supongamos que conoce a un hombre atractivo en una reunión de negocios. Mientras él habla, usted lo mira a los ojos, asiente con la cabeza y dice "Ajá" cada determinado tiempo (una expresión que se ha demostrado que promueve la charla). Usted ocasionalmente hace preguntas perspicaces con relación a la conversación, lo cual demuestra que está escuchando y está siendo receptiva, dice el Dr. Bruno.

Además, trate de "descifrar el mensaje", sugiere el Dr. Bruno. Si usted está hablando con alguien que está alterado emocionalmente, escuche y quizás haga un comentario como: "Me doy cuenta de cuán terrible fue esa experiencia para ti". Con ese comentario usted ha resumido brevemente la conversación, escuchado en forma activa, descifrado el mensaje y respondido en una forma empática, afirma. La escucha activa puede parecerle falsa, pero sí funciona. Además, "cuando usted encuentra a alguien con intereses y valores similares a los suyos, todo ese asentir con la cabeza y hacer contacto visual no será falso", dice el Dr. Bruno. "Será auténtico".

Tranquilícese. La gente sumamente ambiciosa o agresiva con frecuencia está sola debido a que su necesidad de controlar a otras personas anula su necesidad de afecto y compañía, afirma el Dr. Bruno. Si esta descripción le queda, resista el impulso de controlar o manipular a las personas que hay en su vida. Dése cuenta de que su necesidad de ser la cabeza puede alejar a la gente.

Abarque menos para apretar más. Si usted pertenece a más de tres organizaciones, quédese sólo con dos, aconseja el Dr. Bruno. En tanto que unirse a clubes puede ayudarla a conocer a gente nueva, el pertenecer a demasiados puede dejarla muy poco tiempo para encontrar amistades significativas. "El recibir muchas palmadas en la espalda sin ir más allá no es la respuesta a la soledad", dice el Dr. Bruno. Por lo tanto, concentre sus esfuerzos en los clubes y las organizaciones que realmente disfrute.

Emplee esencias. Quizás un tratamiento alternativo llamado terapia floral pueda ayudarla a reducir la soledad, dice Patricia Kaminski, directora conjunta de la Sociedad de Esencias Florales en Nevada City, California. Las esencias florales son preparados líquidos destilados de las plantas y se usan exclusivamente para la curación emocional, explica Kaminski. Ella recomienda la esencia floral de malva (*Sidalcea glauscens, mallow*) para ayudar a superar la incomodidad social y para desarrollar la confianza y el afecto. Usted puede adquirir las esencias florales en las tiendas de productos naturales y hay muchas disponibles a través de ventas por correo. La dosis recomendada es de cuatro gotas (aplicadas bajo la lengua) cuatro veces al día. Las esencias florales contienen cantidades mínimas de sustancias físicas reales. Esto significa que no son tóxicas y que no puede tomar una sobredosis de ellas, a menos que beba una enorme cantidad y se vea afectada por el alcohol que contienen, que se usa como un conservante.

Las esencias florales se consiguen en muchas tiendas de productos naturales. Vea la lista de tiendas en la página 167.

TEMOR A LA ORATORIA

Despídase del pánico escénico

No hay que cantar en *Quiero ser una estrella* o en *Sábado gigante* para experimentar este temor común que afecta al 50 por ciento de las personas antes de que tengan 13 años de edad. Lo podemos sentir si nos toca dar un discurso público, si tenemos una entrevista de trabajo o si acaso nos hacen una entrevista para la televisión o la radio. Comienza justo en el momento en que una piensa que algo puede salir mal. La duda nos invade y empezamos a contemplar todo lo malo que nos puede pasar. Pensamos que vamos a lucir como unas tontas, que nuestras manos temblarán, que nadie se reirá de los chistes que habíamos planeado contar para romper el hielo, que nos olvidaremos de lo que íbamos a decir: en fin, que nos irá malísimo.

Tales temores crean un círculo vicioso. Una vez que usted se da cuenta de que su voz se está entrecortando un poco, de que está sudando o de que sus manos están temblando, comienza a prestar cada vez más atención a su ansiedad y menos al discurso que tiene que pronunciar. Entonces termina olvidándose de sus puntos principales, lo cual confunde a su audiencia, y finalmente obtiene el resultado que temía en principio: una mala presentación.

Aproximadamente el 5 por ciento de las personas que temen a la oratoria sufren tantos nervios que pierden empleos importantes y dejan pasar las actividades sociales divertidas. De hecho, el departamento de comunicación de oratoria de la Universidad Estatal de Pensilvania diseñó un curso especial para esta clase de personas. La idea del curso surgió porque la oratoria básica es una asignatura obligatoria en esta universidad. El problema era que algunos estudiantes preferían dejar la escuela a tomar esa clase de oratoria. Por lo tanto, los profesores decidieron crear una clase especial para que esos estudiantes pudieran aprender a vencer su temor.

Ahora bien, si usted le teme tanto a la oratoria que incluso evita las conversaciones breves como contar un chiste a un par de amigos, debería considerar el buscar ayuda profesional de un psicólogo o de un experto en oratoria, aconseja Tony M. Lentz, Ph.D., profesor de Comunicación de Discursos en la Universidad Estatal de Pensilvania en University Park.

Estrategias escénicas

Afortunadamente para la mayoría de la gente superar el pánico escénico no requiere de sesiones con un psicólogo. Las siguientes estrategias deben ayudarla a estar relajada, confiada y lista para empezar cuando se suba al escenario.

Empiece poquito a poco. En lugar de empezar con una gran presentación enfrente de un enorme auditorio lleno de personas, empiece poco a poco, dice el Dr. Lentz. Por ejemplo, si usted sufre de un severo temor a la oratoria podría empezar con un discurso breve para una sola persona, digamos, convencer a su casero de que arregle las goteras del techo. Después podría avanzar a un discurso más preparado a un grupo muy pequeño, como explicarle a su hijo y a sus amiguitos por qué no deben lanzarle piedras a los trenes que pasan. Con el tiempo usted podría leer versículos de la Biblia en la iglesia o presentar una propuesta en el trabajo. "Usted necesita establecer metas realistas y alcanzables", dice el Dr. Lentz. "Póngase en una situación en la que pueda tener éxito. Mientras más metas alcance, más confianza tendrá y más cómoda se sentirá cuando se enfrente a una situación intimidatoria".

Practique, practique, practique. Y practique más. Dar su discurso una y otra vez en voz alta ayuda a su lengua y a su voz a acostumbrarse a decir las palabras, prepara a su cuerpo para decirlas en una forma un tanto relajada y la ayuda a sentirse confiada de que hará una presentación congruente, dice Lawrence Welkowitz, Ph.D., profesor de Psicología en la Universidad Estatal de Keene en Keene, Nueva Hampshire.

Prepárese de antemano. Si es posible, vaya al lugar donde dará el discurso. Vea cómo suena el micrófono. Calcule la distancia que tendrá que recorrer para llegar al podio. Averigüe quién la presentará y qué dirá. "Mientras más cosas pueda controlar de antemano al saber lo que se espera, menos intimidante será la situación", dice el Dr. Lentz.

Sea una visionaria. Visualizar su discurso mientras esté relajada preparará a su cuerpo para mantenerse relajado cuando esté efectivamente dando el discurso, dice el Dr. Lentz. Para hacer esto, siéntese y relájese. Después, imagínese dando un discurso. Vea los rostros atentos del público. Escúchelos reírse con sus chistes. Véalos aplaudir después de que termine. Haga la visualización varias veces antes de dar efectivamente el discurso.

O cambie de escena. Como alternativa, véase a sí misma en un escenario completamente diferente y sereno, como una choza de paja en las islas Fiji, sugiere Lenora Yuen, Ph.D., una psicóloga de Palo Alto, California. "Algunas personas encuentran esta técnica muy útil. Si a usted le fascina el océano, véase a sí misma en la orilla. O visualícese en una hamaca debajo de un árbol". Lo importante es que sea un lugar seguro y tranquilizante. Así se sentirá más calmada.

Repítase a sí misma: "Es normal sentirse nerviosa". Si está a punto de hacer algo que la pone nerviosa, como dar un discurso enfrente de una sala atestada de gente, dése cuenta de que la mayoría de las mujeres en su situación se pondrían nerviosas. No se critique. "Tome en cuenta que esto es algo que hace que la mayoría de la gente sienta ansiedad", dice Dianne Chambless, Ph.D., profesora de Psicología en la Universidad de Carolina del Norte en Chapel Hill. "Dése cuenta de que está bien sentirse un poco nerviosa".

Deténgase por un momento. Para mantener los temores persistentes bajo control justo antes de una presentación, respire hondo y mire al público por un par de segundos antes de efectivamente empezar el discurso, dice Melissa Beall, Ph.D., profesora de Estudios de Comunicación en la Universidad de Northern Iowa en Cedar Falls.

Vea lo mismo que el público. Si usted nota durante su discurso que sus manos están temblando, que su voz también tiembla o que tiene la boca seca, recuerde que su auditorio no está prestando atención a sus manos, su voz o su boca. Está escuchando sus palabras. "Normalmente, el auditorio sólo notará tales cosas si usted llama la atención sobre ellas", dice la Dra. Beall. Si usted no lo cree, practique enfrente de una videocámara. Asegúrese de que haya una o dos amigas presentes para que usted se ponga lo suficientemente nerviosa. Entonces mire el videocasete. No se verá tan mal como piensa, dice la Dra. Beall.

Espere mejorar de un momento a otro. Una vez que empiece, la ansiedad generalmente disminuirá. Si la primera frase que sale de sus labios durante su entrevista anual con su jefe tiene un trémolo, no sufra. Segun la Dra. Chambless, a medida que siga hablando los trémolos desaparecerán.

Piense en los posibles errores. Si le da tiempo, trate de descubrir de qué tiene miedo, sugiere Sandra Loucks, Ph.D., una profesora de Psicología en la Universidad de Tennessee en Knoxville. ¿Le teme al fracaso o al éxito? ¿A qué consecuencias en particular? Entonces trate de definir qué haría si tales consecuencias se atravesaran en su camino y después visualícese haciendo exactamente eso. El visualizarse manejando el peor de los panoramas la ayudará a tener la ansiedad bajo control.

"Por ejemplo, digamos que usted se imagina a sí misma olvidándose de lo que va a decir a la mitad de un discurso", dice la Dra. Yuen. "Podría entonces imaginarse recordándose a sí misma, igual que lo haría un padre consolador, que nadie es perfecto, que usted no tiene que ser perfecta. Después visualícese retomando la siguiente frase del discurso para seguir adelante".

Recurra a la redundancia. Mientras da el discurso, lo último que quisiera ver es un mar de rostros confundidos y desconcertados. Así que olvídese de todo lo que aprendió en las clases de redacción sobre la redundancia. Aunque repetirse no funciona en un trabajo escrito, ayuda mucho cuando se está pronunciando un discurso. Repetir las cosas es bueno. Repetimos: es bueno. "Durante un discurso, el auditorio sólo tiene un par de segundos para escuchar una palabra", explica el Dr. Lentz. "Por lo tanto, las repeticiones y las frases pegajosas ayudan a que el público entienda". Al empezar mencione los puntos principales. Luego, mientras esté hablando, mencione los puntos importantes más de una vez. Al final trate de hacer que el discurso vuelva a los puntos iniciales, como en un círculo, para resumirlos una vez más, dice el Dr. Lentz.

TENDENCIA A DEJAR LAS COSAS PARA LUEGO

No deje para mañana lo que pueda hacer hoy

Trate de pensar en lo que hizo la semana pasada. Lo más probable es que dejó para después algo que le tocaba hacer, sea comprar ese giro postal (*money order*) en el correo, llamar a un pariente que vive lejos o sacar todos los trastes —las cajas de *Kleenex*, la basura, los juguetes y los zapatos— que se han ido acumulándole en el carro. Bueno, no hay problema, ¿verdad? Después de todo estamos hablando de cositas bastante insignificantes.

Hacer esto es bastante normal. Según Jane Burka, Ph.D., una psicóloga de Berkeley, California, de vez en cuando todo el mundo deja las cosas para luego. Es muy normal que evitemos hacer las tareas aburridas (como llenar los papeles de los impuestos) o fastidiosas (como devolver un teléfono que no funciona para que le devuelvan el dinero).

Sin embargo, especialmente hoy en día, dejar las cosas para luego no es algo que generalmente se acepte. De hecho, nos castigan por hacer esto. Si no devolvemos los libros o los videos a tiempo nos cobran más dinero. Si no llenamos el parquímetro a tiempo nos pegan una multa o quizás se lleven nuestro carro con la grúa. Si nos quedamos con el cortacésped de nuestro vecino Tomás dos semanas después de que se lo teníamos que haber devuelto, se enoja y ya no nos prestará nada nunca.

Aparte de los costos físicos, dejar las cosas para luego tiene sus costos emocionales: la ansiedad (cuando andamos de locas para terminar algo tarde), la baja autoestima (por nunca cumplir con nuestras obligaciones en buen tiempo) y la depresión (si nuestros jefes nos regañan y nos hacen una evaluación pobre).

Aunque algunas personas que siempre dejan todo para luego afirman que trabajan mejor bajo presión, no es así para muchos, indica la Dra. Burka. "Si hace su trabajo a última hora y los que la rodean opinan que es brillante, muy bien", afirma la doctora. Puede salirse con las suyas y entregar las cosas tarde. Por ejemplo, un realizador como Steven Spielberg puede demorarse en el rodaje de una película y probablemente no le digan nada. Pero si una continuamente se demora y no hace bien las cosas, la Dra. Burke dice que "entonces usted debe cuestionar" la idea de que dejar las cosas para luego la ayuda a trabajar mejor.

Consejos para cumplir pronto con sus obligaciones

Si deja las cosas para luego continuamente, pruebe las siguientes estrategias para salir de sus deberes de una vez.

Hágalo ya. "Cuando deja las cosas para luego, se castiga al prolongar el período de tiempo en que se la pasará sintiéndose mal por la tarea que tiene que realizar", expresa la doctora Sandra Loucks, profesora de Psicología en la Universidad de Tennessee en Knoxville. Recuérdese que mientras más pronto empiece, más pronto terminará.

Divida y vencerá. Supongamos que debe llevar a cabo alguna actividad lo más pronto posible y ni siquiera ha empezado. Primero divida el proyecto en varias tareas individuales. Después haga una lista de éstas. Al dividirlas de esta forma, el trabajo no le parecerá tanto, asegura la Dra. Burka. Así efectuará cada parte del mismo en un plazo relativamente corto. "Realizará una pequeña parte en cualquier momento en que le sobren unos minutos", añade la doctora. "Las personas que retardan todo muchas veces manifiestan que no inician una actividad mientras no tengan el tiempo suficiente para hacerla entera, de un golpe. Sin embargo, la mayoría no contamos con días sin interrupciones".

Fíjese miniplazos. Calcule cuánto tiempo necesitará para cada labor y fíjese plazos intermedios. Después apéguese a su calendario. "Use un cronómetro o un despertador si es necesario", sugiere la Dra. Loucks.

Olvídese del perfeccionismo. No es raro que las perfeccionistas —las que piensan que todo aquello que no salga bien es un fracaso— frecuentemente dejen las cosas para luego, apunta la Dra. Burka. Si usted lo es, trate de reconocer que nadie, ni siquiera usted, hará nada a la perfección.

"Esto no significa que no deba desempeñarse lo mejor que pueda", afirma la Dra. Lenora Yuen, una psicóloga de Palo Alto, California. "Mucha gente cree que si no apuntan a la perfección son mediocres. Pero hay un rango amplio entre la perfección y la mediocridad".

Cuando su trabajo agrada a otros (por ejemplo, si su jefe está satisfecho) pero a usted no, con toda probabilidad ha establecido parámetros demasiado altos, comenta la Dra. Frieda Porat, una psicoterapeuta de Menlo Park, California.

TENSIÓN NERVIOSA

El camino hacia la calma

Para la mujer moderna, con un horario opresivo y múltiples tareas que hacer, la tensión nerviosa se ha vuelto una realidad persistente y desagradable. Mantiene una presencia casi constante en nuestra vida. De hecho, en aquellas raras ocasiones en las que no la sentimos tendemos a mostrarnos suspicaces y a preguntarnos por qué.

"La tensión nerviosa es en realidad sólo una señal de que algo la está perturbando, algo de lo que necesita hacerse cargo lo más pronto posible", dice la Dra. Una McCann, jefa de la Unidad de Trastornos por Ansiedad del Instituto Nacional de Salud Mental en Bethesda, Maryland. "En su forma más dramática puede causar una molesta ansiedad e incluso ataques de pánico. Pero incluso la tensión nerviosa ligera de todos los días puede provocar una serie de síntomas físicos y mentales".

Aparentemente la tensión nerviosa puede manifestarse en la forma de una voz vacilante, manos temblorosas o una transpiración profusa. Pero también puede afectarla internamente, causándole dolores de cabeza, dolores de espalda, insomnio, molestias estomacales o gastrointestinales y fatiga.

En las mujeres, los cambios hormonales agravan la tensión nerviosa, aunque los científicos aún no saben cómo ni por qué. Lo que sí saben es que las mujeres parecen ser más propensas a tener sentimientos de ansiedad justo antes de su menstruación, lo mismo que durante la pubertad y la menopausia, todas épocas de la vida en las que los niveles hormonales cambian drásticamente.

Recomendaciones relajantes

Cuando la tensión nerviosa se apodere del control de su cuerpo, use estas estrategias para imponerse.

Practique la relajación muscular progresiva. Esta técnica, que implica tensar y relajar sus músculos sistemáticamente, puede ayudarla a calmarse en cuestión de minutos, dice la Dra. McCann. Es estupenda para calmarse antes de una reunión o evento social.

Para probar la relajación muscular progresiva, comience apretando los puños. Manténgalos así por diez segundos y después aflójelos. Luego siga con su cara, tensando y aflojando los músculos faciales. Continúe con el cuello, los hombros, los brazos, el estómago, la parte inferior de la espalda, las asentaderas, los muslos, las pantorrillas y los pies. Cuando haya terminado se sentirá completamente relajada.

Ejercítese durante 30 minutos al menos 3 veces a la semana. Para acabar con la tension nerviosa, "nada es mejor que una sesión de ejercicios", observa la Dra. McCann. "Se estimula la producción de endorfinas, unas sustancias del cerebro similares a la morfina. Las endorfinas inundarán todo su cuerpo, dándole una sensación de tranquilidad y bienestar". Asegúrese de escoger una actividad que disfrute, como caminar, correr, montar bicicleta o nadar.

Coma bien. Lleve una alimentación bien balanceada que conste de cereales integrales, frutas, verduras y proteínas bajas en grasa. "Comer en forma saludable no es tan sólo un cliché", dice la Dra. McCann. "Resulta esencial para reducir la angustia de la ansiedad". Trate de comer diariamente entre 6 y 11 raciones de cereales, entre 2 y 4 raciones de frutas, entre 3 y 5 raciones de verduras, entre 2 y 3 raciones de productos lácteos bajos en grasa y entre 2 y 3 raciones de proteínas (carnes magras, pollo, pescado y frijoles/habichuelas).

Coma varias veces al día en vez de sólo tres. Las comidas pequeñas bien balanceadas, ingeridas cada tres o cuatro horas a lo largo del día, ayudan a mantener en equilibrio los niveles de glucosa (azúcar) en la sangre, de manera que usted no se sienta débil ni se encuentre mal.

Controle su consumo de dulces. "Los dulces pueden tranquilizarla al principio", observa la Dra. McCann. "Pero dentro de una hora se sentirá aún más agotada y ansiosa". Esto se debe a que los dulces son como una montaña rusa para su nivel de azúcar en la sangre, y su humor sube y baja junto con él. "Usted nunca debe comer sólo para aliviar la tensión", aconseja.

Cuando se sienta hambrienta, en lugar de una barra de confitura cómase un sándwich (emparedado) de pechuga de pavo con pan integral. La proteína que contiene el pavo y los carbohidratos complejos del pan la dejarán satisfecha, de manera que no se sentirá hambrienta de nuevo en una hora, según la Dra. McCann. Además, la combinación le proporciona un suministro de energía más constante que cualquier alimento solo. "Las proteínas y los carbohidratos se desintegran con diferentes enzimas y el tiempo que requieren para ello es diferente", explica. "Por lo tanto, a diferencia de los azúcares simples que le dan una

CÓMO SOBRELLEVAR LAS ENFERMEDADES

Pocas circunstancias hacen que una mujer se sienta más ansiosa que un problema médico potencial. "Suponga que encuentre en su seno un lunar o una protuberancia de aspecto sospechoso", dice Susan Heitler, Ph.D., una psicóloga clínica de Denver, Colorado. "Lo peor que usted puede hacer es tratar de ignorarlo. Cuando usted se enfrenta a una enfermedad que potencialmente pone en peligro su vida, recuerde que es mejor tener malas noticias que no tener ninguna".

Ella sugiere que se enfrente la situación usando el siguiente plan de acción.

- Enumere sus síntomas con el mayor detalle posible; por ejemplo, no diga "dolor de cabeza" sino "dolor insistente del lado superior derecho de la frente".

- Mientras revise estos detalles, anote todas las preguntas que se le ocurran.

- Encuentre a un doctor adecuado y haga que la examine. Si su doctor confirma sus sospechas, hágale preguntas sobre su afección.

- Aprenda todo lo que pueda sobre su enfermedad. Acuda a librerías, la biblioteca y la Internet.

- Busque una segunda opinión para obtener un mayor entendimiento del problema, además de verificar el diagnóstico del primer doctor y el tratamiento sugerido.

carga rápida de energía, una combinación de proteínas y carbohidratos complejos es como una cápsula de energía de liberación lenta que dura más tiempo".

Coma temprano. Consuma su última comida o merienda (botana, refrigerio, tentempié) del día al menos dos horas antes de irse a la cama. "Comer muy cerca de la hora de acostarse puede interferir con su sueño, haciendo que usted se sienta incluso más ansiosa e irritable por la mañana", dice la Dra. McCann.

Limite su consumo de café a dos tazas al día. Mientras que algunas mujeres pueden tolerar la cafeína mejor que otras, la cafeína no contribuye a mejorar sus nervios, dice la Dra. McCann. Si para usted resulta difícil arreglárselas sin tomar café por la mañana, haga la prueba limitándose a una taza y reserve la segunda taza para cuando tome un receso en su trabajo al atardecer. Usted tendrá menos probabilidades de sentirse nerviosa si espacia sus porciones a lo largo del día.

Medidas para manejarla

Incluso las mujeres más relajadas y seguras de sí mismas pueden volverse como gelatina bajo ciertas circunstancias, como cuando tienen que dar un discurso. O pedirle un aumento al jefe. O salir en una cita con alguien por primera vez.

Cualquiera de estos acontecimientos puede provocar lo que se conoce como "ansiedad de situación". Pero usted puede manejarla como toda una profesional si está preparada, afirma Susan Heitler, Ph.D., una psicóloga clínica de Denver, Colorado. Ella sugiere las siguientes estrategias para lograr un estado de ánimo que controle la tensión.

Dése permiso de sentir ansiedad. "La ansiedad es como la luz preventiva de un semáforo, no la señal roja para detenerse", dice la Dra. Heitler. "La ansiedad le indica que se fije en cómo manejar un problema potencial en forma más eficiente. No le indica que se resigne a no hacer las cosas que desea hacer".

Cree un plan de acción. "Suponga que es su primer día de regreso al trabajo después de unas vacaciones", dice la Dra. Heitler. "En lugar de sentirse tensa, abrumada y preocupada por la pila de trabajo en su escritorio, siga cierto criterio de selección. Saque su calendario. Establezca sus prioridades. Ataque sistemáticamente cada punto y manéjelo de acuerdo con su importancia".

Recopile información. "Con frecuencia la información es el mejor antídoto para la ansiedad", observa la Dra. Heitler. Sin importar lo terrible que sea la situación a la que se enfrenta, aprenda todo lo que pueda de ella. El conocimiento que adquiera puede ayudarla a aliviar su angustia.

TIMIDEZ

Puntos de partida para ser más extrovertida

La famosa cómica Carol Burnett alguna vez fue una niña tímida que se preocupaba de que no les agradara a sus compañeros de clase. En su adolescencia, la popular cantante Carly Simon era retraída y tartamudeaba. La presentadora Barbara Walters era una niña callada e incluso hoy tiene momentos de inseguridad. Incluso Elizabeth Taylor —una de las actrices más famosas del mundo— dice que tiene cierta tendencia a la timidez.

Aparentemente la timidez es bastante común, aun entre los artistas.

"Un gran porcentaje de gente informa sufrir de cierto grado de timidez en algún momento de su vida", afirma Melinda Stanley, Ph.D., profesora de Psiquiatría en la Universidad de Texas en Houston.

Como sucede con frecuencia, parece ser que tanto la herencia genética como la educación determinan si vamos a ser tímidas o intrépidas. El problema con la timidez es que evita que usted exprese sus opiniones, que se haga notar y que la escuchen, explica Myrna Shure, Ph.D., profesora de Psicología en la Universidad de Allegheny de Ciencias de la Salud, en Filadelfia, Pensilvania. Y eso puede conducir a la depresión, la ansiedad y la soledad.

Rutas para salir del cascarón

Por fortuna, la mayoría de los adultos también pueden aprender a manejar y reducir su timidez. Es posible que usted siga sintiendo cierta timidez en algunas situaciones, pero no con tanta frecuencia. A continuación le damos algunos consejos que puede probar.

Hable en el elevador. Lynne Henderson, Ph.D., directora de la Clínica para la Timidez de Palo Alto en Portola Valley, California, les recomienda a sus pacientes que tomen el elevador siempre que sea posible, en la oficina o en un centro comercial, y que conversen con cualquier persona que encuentren allí. Podría comenzar haciendo contacto visual y sonriéndole a alguna persona en cada viaje. Gradualmente desarrolle el contacto hasta comentar algo sobre los alrededores, el clima o un encabezado (si algún compañero de elevador está leyendo el periódico). Siempre es bueno hablar sobre una situación común que estén compartiendo en ese momento.

Verifique sus suposiciones. Si usted es del tipo de mujer que siempre se dice a sí misma: "Voy a causar una impresión horrible", cuestione esta suposición, sugiere la Dra. Stanley. No ha causado impresiones horribles antes, ¿verdad? ¿Así que no resulta algo irracional pensar que esta vez sí lo hará? Por lo tanto, relájese.

Respire hondo. ¿Tiene la boca seca? ¿El corazón desbocado? Para relajarse más, respire lenta y profundamente, dice la Dra. Stanley.

Entrevístese. ¿No está segura de qué decir? Haga cuenta de que es una periodista. Piense en algo que sea de especial interés para usted. Después hágase una pregunta sobre ese interés. Por ejemplo: "¿Qué tipo de música le gusta y por qué es que le gusta?" Ahora trate de contestar en voz alta a las preguntas que acaba de elaborar, sugiere la Dra. Shure.

Hable con el espejo. Para facilitarle el hablar con otras personas, hable primero con el espejo. Esto la ayudará a sentirse cómoda al expresar sus pensamientos y sentimientos. Piense de tres a cinco preguntas que pueda hacer y responder, dice la Dra. Shure.

Pesque sus pensamientos. Si se encuentra a sí misma pensando "Voy a quedar en ridículo en la reunión (junta)" o "no tengo amigos", usted está cediendo a pensamientos automáticos, ideas que usted acepta como verdaderas sin cuestionarlas. Y estas ideas tienden a paralizar a las personas tímidas, dice Frank J. Bruno, Ph.D., profesor de Psicología en la Universidad de San Bernardino Valley en California.

"Un pensamiento automático es como un pez volador que salta fuera del agua de su subsconsciente, queda suspendido en el aire momentáneamente y cae de regreso al agua", dice el Dr. Bruno. Él afirma que el aprender a "pescar" estos pensamientos les restará poder. Cada vez que se descubra a sí misma con un pensamiento distorsionado, escríbalo en un pedazo de papel, dice el Dr. Bruno. Guarde los papeles en un lugar. "Después, cuando pueda, reflexione activamente sobre si estos pensamientos tienen una base real", sugiere el Dr. Bruno. "Por lo general usted encontrará que no es así".

Establezca metas. "Prométase a sí misma decir al menos una cosa a una persona un minuto después de haber llegado", recomienda Susan Heitler, Ph.D., una psicóloga clínica en Denver, Colorado. "Una vez que haya dicho algo, generalmente será más fácil seguir hablando".

Dése tiempo. "Si necesita más tiempo, dígase a sí misma: 'Está bien, necesito 30 y no 3 minutos para animarme'", sugiere la Dra. Leonora Stephens, profesora de Psiquiatría en la Universidad de Texas Southwestern en Dallas.

"Algunas personas pueden saltar en medio de un grupo y sentirse cómodas de inmediato. Otras, al llegar a una reunión, sienten timidez al principio, pero se sienten bien una vez que han tenido tiempo para animarse", explica la Dra. Stephens.

Practique. "Mientras más se exponga a situaciones que le produzcan ansiedad, más fáciles serán para usted", dice la Dra. Stanley. Si igual que mucha gente tímida usted le teme a dar presentaciones, dedíquese a hacerlo. Únase a un club de oratoria como *Toastmasters*, donde pueda practicar en un ambiente en que la apoyarán. Si el conocer gente la pone a sudar de nervios, aplíquese a ello. Asista a reuniones de trabajo, haga trabajo voluntario en la iglesia y asista a reuniones similares.

Termine con su timidez con flores. Suena raro, pero la esencia floral *buttercup* puede ayudarla a tratar la timidez que se deriva de la baja autoestima, dice Patricia Kaminski, codirectora de la Sociedad de Esencias Florales de Nevada City, en California. Las esencias florales, que son preparados líquidos destilados de las plantas, se usan para la curación emocional, dice Kaminski. Usted puede adquirir las esencias florales en las tiendas de productos naturales. Vea la lista de tiendas en la página 167. La dosis recomendada es de cuatro gotas (aplicadas debajo de la lengua) cuatro veces al día. Las esencias florales pueden usarse a corto plazo para casos agudos, pero si desea tener un cambio a largo plazo por lo general deberá usarlas aproximadamente durante un mes. La cantidad de tiempo que una persona necesita seguir el tratamiento varía para cada quien. No es necesario que se preocupe por tomar una sobredosis de una esencia floral, ya que únicamente contiene rastros de las sustancias físicas reales, en forma muy similar a los remedios homeopáticos. Naturalmente, si bebe grandes cantidades del alcohol que contienen, que se usa como conservante, podría tener cierto efecto. Por lo tanto, siga las dosis recomendadas y no se exceda.

Glosario

Algunos de los términos usados en este libro no son muy comunes o se conocen bajo distintos nombres en distintas partes de América Latina. Por lo tanto, hemos preparado este glosario para ayudarla. Esperamos que le sea útil.

Agnocasto Sinónimo: sauzgatillo. En inglés: *chasteberry*. En latín: *Vitex agnus-castus*.

Agripalma En inglés: *motherwort*. En latín: *Leonurus cardiaca*.

Ají *Véase* **Pimiento**.

Amapola de California En inglés: *California poppy*. En latín: *Es chscholzia californica*.

Avena sativa En inglés: *oatstraw*. En latín: *Avena sativa*.

Cardo de leche Sinónimo: cardo de María. En inglés: *milk thistle*. En latín: *Silybum marianum*.

Chícharos Semillas verdes de una planta leguminosa eurasiática. Sinónimos: alverjas, arvejas, guisantes, *petits pois*. En inglés: *peas*.

Cimifuga azul Sinónimos: caulofilo, cohosh azul. En ingles: *blue cohosh*. En latín: *Caulophyllum thalictroides*.

Corazoncillo Sinónimos: hiperico, yerbaniz, cempasuchil. En ingles: *St. John's wort*. En latín: *Hypericum perforatum*.

Dang gui Sinónimo: angélica china. En inglés: *Chinese angelica*. En latín: *Angelica sinensis*.

Dang shen En latín: *Codonopsis pilosula; C. tangshen*.

Enebro Sinónimos: nebrina, tascate. En inglés: *juniper*. En latín: *Juniperus*, varias especies.

Escutolaria Sinónimo: scullcap. En inglés: *skullcap*. En latín: *Scutellaria laterifolia*.

Frijoles Una de las variedades de plantas con frutos en vaina del género *Phaselous*. Vienen en muchos colores: rojos, negros, blancos, etcétera. Sinónimos: alubia, arvejas, caraotas, fasoles, fríjoles, habas, habichuelas, judías, porotos, trijoles. En inglés: *beans*.

Ginseng	Sinónimo: ginsén. Hay tres variedades distintas de esta hierba, el *ginseng* americano (*Panax quinquefolium* o *American ginseng*), el *ginseng* coreano o asiático (*Panax ginseng* o *Korean ginseng* o *Asian ginseng*) y *ginseng* siberiano (*Elecutherococcus senticosus* o *Siberian ginseng*). Cada variedad tiene sus propias propiedades medicinales, así que asegúrese de que compre la variedad indicada en cualquier consejo o receta en este libro.
Lavanda	Sinónimos: alhucema, alucema, espliego. En inglés: *lavender*. En latín: *Lavanda officinalis*.
Lengua de vaca	Sinónimo: codon amarillo. En inglés: *yellow dock*. En latín: *Rumex crispus*.
Manzanilla	Sinónimo: manzanilla alemana. En inglés: *chamomile* o *German chamomile*. En latín: *Matricaria recutita*. Hay dos variedades de esta planta, la alemana y la romana (*Anthemis nobilis*). En este libro, todas las recomendaciones para la manzanilla se refieren sólo a la variedad alemana, así que asegúrese de comprar ésta cuando vaya a la tienda, y no la variedad romana.
Melaleuca	En ingles: *tea tree*. En latín: *Melalenca quinquenervia*.
Merienda	En este libro, es una comida entre las comidas principales del día, sin importar ni lo que se coma ni la hora en que se coma. Sinónimos: bocadillo, bocadito, botana, refrigerio, ten-tempié. En inglés: *snack*.
Milenrama	Sinónimos: alcaina, alcanforina, real de oro. En inglés: *yarrow*. En latín: *Achillea millefolium*.
Naturópata	Un doctor o doctora que ejerce la naturopatía, un sistema de tratamiento médico basado en la medicina natural. La naturopatía incorpora diversos tipos de tratamiento natural, entre ellos hierbas, alimentos, Ayurveda, homeopatía, hidroterapia, meditación y medicina china.
Ortiga	En inglés: *nettle* o *stinging nettle*. En latín: *urtica dioica*.

Palmera enana	Sinónimos: palmito de juncia, pamita. En inglés: *saw palmetto*. En latín: *Serenoa repens*.
Pasionaria	Sinónimos: hierba de la paloma, pasiflora, pasiflorina, hierba de la parchita. En inglés: *passionflower*. En latín: *Passiflora incarnata*.
Plátano amarillo	Fruta cuya cáscara es amarilla y que tiene un sabor dulce. Sinónimos: banana, cambur, guineo y topocho. No lo confunda con el plátano verde (plátano macho), que si bien es su pariente, es una fruta distinta.
Prímula	Sinónimo: primavera. En inglés: *primrose*. En latín: *Primula veris*.
Prímula nocturna	Sinónimo: primavera nocturna. En inglés: *evening primrose*. En latín: *Oenothera biennis*.
Romero	En inglés: *rosemary*. En latín: *Rosmarinus officinalis*.
Tanaceto	Sinónimos: hierba lombriguera, balsamita menor, argentina, ponso. En inglés: *tansy*. En latín: *Tanacetum vulgare*.
Toronjil	Sinónimo: melisa. En inglés: *lemon balm*. En latín: *Melisa officinalis*.
Viburno	En inglés: *black haw*. En latín: *Viburnum prunifolium*.

TIENDAS DE PRODUCTOS NATURALES

Para ayudarla a conseguir los productos mencionados en este libro, hemos creado dos listas. La primera consta de empresas que venden hierbas por correo. Estas no tienen empleados que hablan español, pero las hemos incluido porque tienen hierbas que a veces son difíciles de conseguir, como las hierbas chinas e indias.

La segunda lista es de tiendas de productos naturales con empleados de habla hispana. El hecho de que hayamos incluido una tienda en esta lista no significa que la estemos recomendando, y por supuesto no abarca todas las tiendas de productos naturales de habla hispana. Nuestra intención es darle un punto de partida para conseguir productos naturales. Si usted no encuentra en esta lista una tienda que le quede cerca, tiene la opción de escribirles a algunas de estas tiendas para que le envíen los productos que desea. Hemos señalado con un asterisco las que envían pedidos internacionalmente. También puede buscar una tienda en su zona al consultar su guía telefónica local bajo "productos naturales" o "*health food stores*".

Empresas que venden productos por correo

Avena Botanicals
219 Mill Street
Rockport, ME 04856

**Dry Creek Herb Farm
and Learning Center**
13935 Dry Creek Road
Auburn, CA 95602

Pacific Botanicals
4350 Fish Hatchery Road
Grants Pass, OR 97527

Tiendas de productos naturales de habla hispana

ARIZONA

Yerbería San Francisco
6403 N. 59th Avenue
Glendale, AZ 85301

Yerbería San Francisco
5233 S. Central Avenue
Phoenix, AZ 85040

Yerbería San Francisco
961 W. Ray Road
Chandler, AZ 85224

CALIFORNIA

Capitol Drugs, Inc.★
8578 Santa Monica Boulevard
West Hollywood, CA 90069

Buena Salud Centro Naturista
12824 Victory Boulevard
North Hollywood, CA 91606

El Centro Naturista
114 S. D Street
Madera, CA 93638

Cuevas Health Foods
429 S. Atlantic Boulevard
Los Ángeles, CA 90022

Centro Naturista Vita Herbs
2119 W. 6th Street
Los Ángeles, CA 90057

La Fuente de la Salud
757 S. Fetterly Avenue #204
Los Ángeles, CA 90022

La Yerba Buena★
4223 E. Tulare Avenue
Fresno, CA 93702

Consejería de Salud
  Productos Naturales
2558 Mission Street
San Francisco, CA 94110

Centro Naturista Vida Sana
1403 E. 4th Street
Long Beach, CA 90802

Centro Naturista
7860 Paramount Boulevard
Pico Rivera, CA 90660

Hierbas Naturales★
420 E. 4th Street
Perris, CA 92570

Botánica y Yerbería
2027 Mission Avenue
Oceanside, CA 92054

Vida con Salud★
4348 Florence Avenue
Bell, CA 90201

Fuente de Salud
4441 Lennox Boulevard
Lennox, CA 90304

La B
10644 Sepulveda Avenue
Mission Hills, CA 91345

Franco's Naturista★
14925 S. Vermont Avenue
Gardena, CA 90247

Centro de Nutrición Naturista★
6111 Pacific Boulevard
Suite 201
Huntington Park, CA 90255

Casa Naturista
384 E. Orange Grove Boulevard
Pasadena, CA 91104

Tienda Naturista Nueva Esperanza
7255 Canoga Avenue
Canoga Park, CA 91303

Centro de Salud Natural
111 W. Olive Drive #B
San Diego, CA 92173

COLORADO

Tienda Naturista
3158 W. Alameda Avenue
Denver, CO 80219

CONNECTICUT

Centro de Nutrición y
  Terapias Naturales★
1764 Park Street
Hartford, CT 06105

FLORIDA

Budget Pharmacy★
3001 NW 7th Street
Miami, FL 33125

XtraLife★
340 Palm Avenue
Hialeah, FL 33010

ILLINOIS

Vida Sana
4045 W. 26th Street
Chicago, IL 60623

Centro Naturista Nature's Herb
2426 S. Laramie Avenue
Cicero, IL 60804

MASSACHUSETTS

Centro de Nutrición y Terapias★
107 Essex Street
Lawrence, MA 01841

Centro de Nutrición y Terapias★
1789 Washington Street
Boston, MA 02118

MÉXICO

El Quinto Sol
Arnulfo Vázquez Almanza, Obregón
C.P. 01416, Nuevo Laredo,
Tamaulipas

Casa de Nutrición Murali
Salamanca No. 39, esq. Sinaloa
Col. Roma
C.P. 06700 México, D.F.

Productos Naturales y
  Medicinales el Cedro
Nicolás Bravo No. 68
C.P. 62590 Acatilpa, Mor.

Tienda Naturista de Berraca
Calle 3 Poniente No. 919-B
Puebla, Pue.

Nutrisa
Av. Insurgentes No. 2500 Local 177
Col. Vistahermosa
C.P. 64620 Monterrey, N.L.

Nutrisa, CC. Plaza Bahía,
Av. Costera Miguel Alemán No. 84C
Local 16
Acapulco, Gro. C.P. 39300

NEW JERSEY

Centro Naturista Sisana
28 B Broadway
Passaic, NJ 07055

Revé Health Food Store
839 Elizabeth Avenue
Elizabeth, NJ 07201

Be-Vi Natural Food Center
4005 Bergenline Avenue
Union City, NJ 07087

Natural Health Center
92 Broadway
Newark, NJ 07104

NUEVA YORK

Vida Natural★
79 Clinton Street
New York, NY 10002

PENNSYLVANIA

Botánica Pititi
242 W. King Street
Lancaster, PA 17603

Haussmann's Pharmacy
536 W. Girard Avenue
Philadelphia, PA 19123

PUERTO RICO

El Lucero de Puerto Rico★
1160 Americo Miranda
San Juan, PR 00921

All Natural Plaza Health Food
370 Avenue 65th Inf.
Río Piedras, PR 00926

Centro Naturista Las Américas
634 Andalucía
Puerto Nuevo, PR 00920

Natucentro
92 Calle Giralda
Marginal Residencial Sultana
Mayagüez, PR 00680

Nutricentro Health Food★
965 de Infantería
Lajas, PR 00667

La Natura Health Food★
Calle 26 CC 16
Fajardo Gardens
Fajardo, PR 00738

Natural Center
Yauco Plaza #30
Yauco, PR 00698

Centro Natural Cayey★
54 Muñoz Rivera
Cayey, PR 00737

Milagros de la Naturaleza★
E-42 Calle Apolonia Guittings
Barriada Leguillow
Vieques, PR 00765

TEXAS

Hector's Health Company
4500 N. 10th Street
Suite 10
McAllen, TX 78504

Naturaleza y Nutrición★
123 N. Marlborough Avenue
Dallas, TX 75208

Centro de Nutrición La Azteca
2019 N. Henderson Avenue
Dallas, TX 75206

Botánica del Barrio
3018 Guadalupe Street
San Antonio, TX 78207

Hierba Salud Internacional
9119 S. Gessner Drive
Houston, TX 77074

La Fe Curio and Herb Shop
1229 S. Staples Street
Corpus Christi, TX 78404

El Paso Health Food Center
2700 Montana Avenue
El Paso, TX 79903

ÍNDICE DE TÉRMINOS

Las páginas <u>subrayadas</u> indican que el texto aparece en un recuadro.

D